心臓リハビリテーションスタッフのための
心電図ハンドブック

安達 仁 著
群馬県立心臓血管センター部長

中外医学社

序文

　2007年に心臓リハビリテーションの本を出版し，幸いにも好評に迎えられて以来，早くも4年が経過しました．当時は，まだまだ心臓病治療を失敗してしまった患者に対する脳卒中治療や，患者の退屈しのぎの娯楽だと思われていた心臓リハビリテーションも，最近では，ちゃんとした意義や方法が普及してきた感があります．

　心臓リハビリテーションの基本は患者教育と運動療法であり，一見やさしそうに見えますが，その実，いろいろな点で大変なスキルのいる治療です．そのひとつが，心電図への習熟でしょう．心電図を完全に習得することは，確かに大変難しいことでありますが，基礎疾患に心臓病がある以上，避けて通れないものであります．従って，心臓リハビリテーションスタッフは，一通りの心電図解釈はできなければいけません．

　さらに，スタッフを悩ませるのは，患者が運動を行っているという点です．運動中の心臓や肺は安静時とは実に異なった挙動を示すことがあります．心疾患を有していれば，なおさら安静時からは想像もつかない変化を示します．心臓リハビリテーションに携わるスタッフは，運動中の生理学も理解していなければいけません．

　本書は「心臓リハビリテーションスタッフのための心電図ハンドブック」というタイトルですが，安静時の心電図入門書は他にたくさん出版されています．この本では，心疾患患者が運動すると心血管系や肺がどのように変化するのか，そして，心電図がどのように変化するのかを強く意識して記述しました．

　そこで，本書では，まず心臓リハビリテーションに参加する患者の特性について知ってもらい，次に運動中の心臓の応答について知ってもらおうと思いました．それから，やっと心電図の話になり，基本の形と読み方を解説し，それからまた，安静時と運動中の心電図変化について記述しました．

　つまり，本書は，心電図の解説書ですが，運動中の心電図の本だと思ってください．本書を通読して，人の体は運動中にこういう風に変わるんだということを知り，そして，どのように運動中の心電図を読めばよいのかを理解し，安全かつ効果的な心臓リハビリテーションを実施して頂ければ幸甚です．

　　2011年7月

　　　　　　　　　　　　　　　　　　　　　　　　　　　　　　　　安達　仁

目 次

I章 心臓リハビリテーション対象疾患の心臓リハビリテーション的特徴

1. 狭心症，PCI（経皮的冠動脈形成術）後 …………………………………………… 1
2. 心筋梗塞……………………………………………………………………………… 8
3. 心不全………………………………………………………………………………… 9
4. 開心術後……………………………………………………………………………… 16
5. 大動脈疾患…………………………………………………………………………… 19
6. 末梢動脈疾患（PAD，閉塞性動脈硬化症 ASO）………………………………… 22

II章 運動中の心臓の変化

1. 頻脈・心拍応答……………………………………………………………………… 25
2. 心内圧の変化………………………………………………………………………… 32
3. 血圧応答……………………………………………………………………………… 35
4. 心臓の拡張性………………………………………………………………………… 36
5. 心臓の収縮性………………………………………………………………………… 38
6. 心臓と肺の関係……………………………………………………………………… 39
7. 運動の強さと心血管系の応答……………………………………………………… 40

III章 心電図の基本

1. 基本形………………………………………………………………………………… 42
2. 心拍数の読み方……………………………………………………………………… 44
3. 正常値………………………………………………………………………………… 45
4. リズム異常の読み方 --- II誘導に注目 --- ……………………………………… 46
5. 心機能・心形態異常の読み方 ---$V_{1, 5, 6}$のQRS，ST部に注目--- ………… 62
6. ペースメーカ心電図………………………………………………………………… 69
7. 心電図各部の異常の原因…………………………………………………………… 72

IV章 現場でよくみる安静時心電図

1. 狭心症，PCI 後 ……………………………………………………… 76
2. 心筋梗塞・心筋ダメージ --- 発症後の経過時間，重症度がわかる --- … 79
3. 心不全 --- 基礎疾患・重症度・飲み薬の影響を考える --- ………… 82
4. 冠動脈バイパス術 --- 狭心症・心筋梗塞の応用問題 --- ……………… 87
5. 弁置換術 --- 心不全の応用問題 --- …………………………………… 87
6. ASD，VSD …………………………………………………………… 88
7. 大動脈疾患 --- 高血圧の影響が大きい --- …………………………… 89
8. 末梢動脈疾患 --- 狭心症・心筋梗塞の合併に注目 --- ……………… 89
9. 運動選手・愛好者 …………………………………………………… 89
10. ブルガダ（Brugada）症候群 ………………………………………… 89

V章 運動による心電図変化

1. 心電図上の各波形の変化 …………………………………………… 91
2. 狭心症 ………………………………………………………………… 95
3. 心筋梗塞 ……………………………………………………………… 97
4. 心不全 ………………………………………………………………… 98
5. 冠動脈バイパス術 …………………………………………………… 99
6. 弁置換術・弁形成術 ………………………………………………… 99
7. 大動脈疾患 …………………………………………………………… 99
8. 末梢動脈疾患 ………………………………………………………… 99
9. 不整脈 ………………………………………………………………… 99

VI章 対処

1. 狭心症 ………………………………………………………………… 102
2. 心筋梗塞 ……………………………………………………………… 103
3. 心不全 ………………………………………………………………… 104
4. 不整脈 ………………………………………………………………… 109

終わりに …………………………………………………………………… 111

索引 ………………………………………………………… 112

I章 心臓リハビリテーション対象疾患の心臓リハビリテーション的特徴

心臓リハビリテーションを行うにあたり，スタッフは対象疾患の特徴をよく知っておかなければいけません．ここでは，心臓リハビリテーションの対象となりうる疾患につき，心臓リハビリテーション的観点からの特徴について記述します．

1 狭心症，PCI（経皮的冠動脈形成術）後

心臓リハビリテーションの現場では，狭心症を表 I-1 のように残存狭窄と合併症の有無で分類すると対処しやすくなります．

カテゴリー X の患者は，通常，心臓リハビリテーションには参加しません．日本では，冠動脈近位部に有意狭窄がある場合（図 I-1），90％以上の確率で PCI あるいは CABG（冠動脈バイパス術）が行われます．これらの人たちは軽度から中等度の労作で ST が低下するため，もし心臓リハビリテーションに参加してきたら，ST が低下しないレベルの軽い有酸素運動を行います．

ただし，Hambrecht[1] の研究では，このカテゴリーの人たちも，本当は PCI をせずに運動療法を一生懸命に行ったほうが良いのだというデータを出しています（図 I-2）．また，NEJM（New England Journal of Medicine）という有名な医学雑誌に掲載された論文で CABG と PCI の予後を比較した SYNTAX study という研究があ

表 I-1 狭心症のカテゴリー分類

			合併症		
			あり		なし
			心機能低下	冠危険因子	
残存狭窄	あり（胸痛あり）	近位部	XA	XB	XC
		遠位部	SA	SB	SC
		D1*，HL**など			
		側副血行を伴う完全閉塞			
	なし（胸痛なし）		NA	NB	NC

*D1: 第一対角枝，**HL: high lateral branch

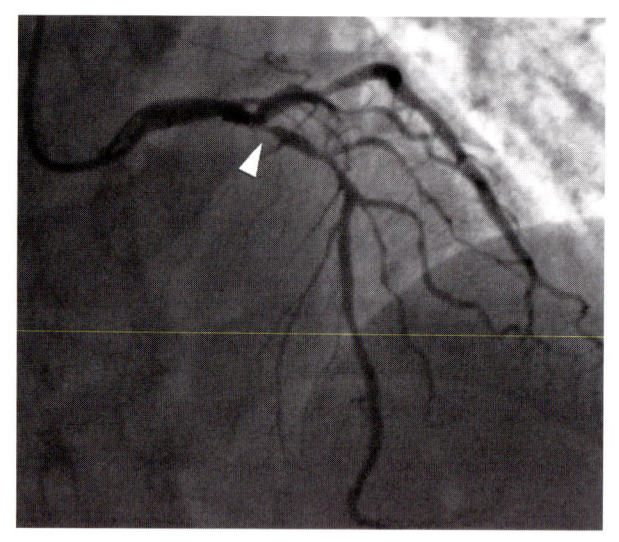

図Ⅰ-1 左冠動脈造影所見
前下行枝近位部（just proximal）に90％狭窄病変を認める．

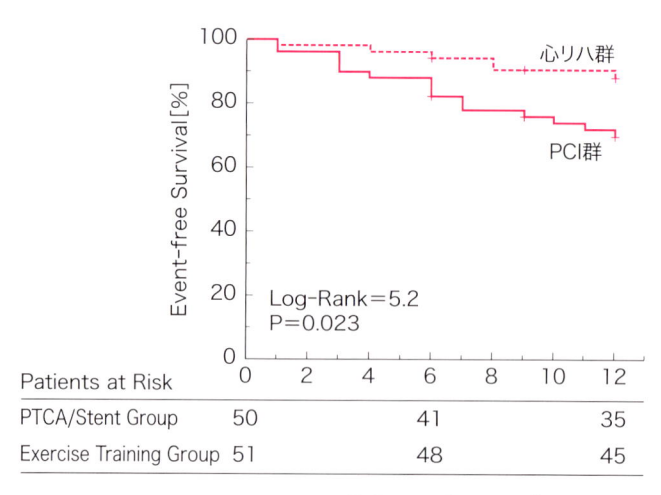

図Ⅰ-2 有意冠動脈病変を有する患者に対するカテーテル治療（PCI）と心臓リハビリテーションの効果の違い（SYNTAX study）
有意冠動脈病変を伴う狭心症患者に対してPCIのみを行う群（実線）と心臓リハビリテーションのみを行う群（破線）とに分類し，1年以内の心血管イベント発生率を比較した検討．PCI群よりも心臓リハビリテーション群のほうが心血管イベント発生率が少ないことが示されている．

りますが，それによるとPCI後患者の1年以内の死亡率は7.7％であったという結果でした（図Ⅰ-3）[2]．一方，UKPDSという，オックスフォード大学を中心としたヨーロッパの糖尿病に関する疫学研究グループは，蓄積した膨大なデータをもとに心事故が発症する可能性を計算できるようにしています[3]が，NEJMの研究と同じ危険因子の状態で計算すると，1年以内の死亡率は2.7％と算出しています（図Ⅰ-4）．つまり，

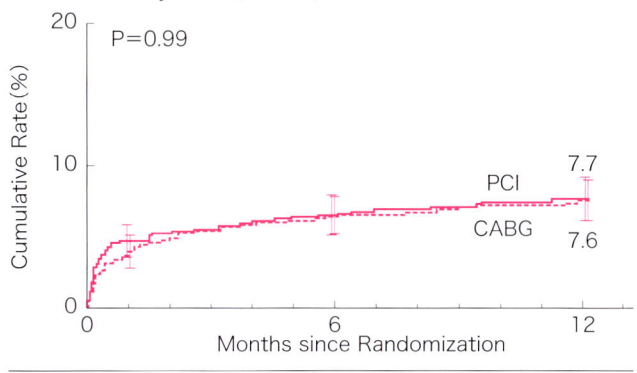

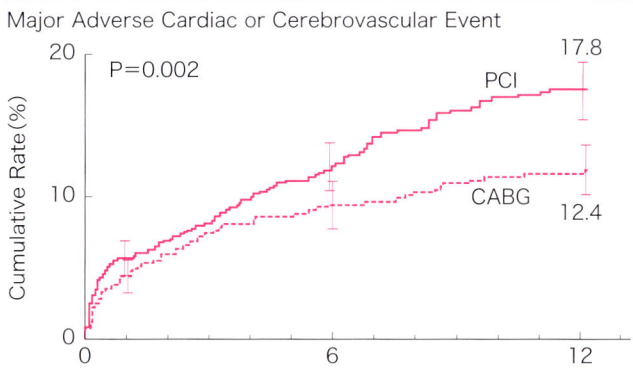

図Ⅰ-3 PCIとCABG術後1年間の死亡率と主要心血管イベント発生率
PCI後1年で7.7％の患者が死亡する（上段）．心血管イベント発生率は17.8％であった．

```
患者像
    65歳男
    糖尿病歴10年, HbA1c 7.3％（JDS値）
    収縮期血圧 145mmHg
    総コレステロール 210mg/dL, HDL 35mg/dL
    喫煙：中断できず
        のアジア人

→1年以内に
    冠動脈疾患になる可能性：　4.4％
    冠疾患で死亡する可能性：　2.7％
    脳卒中を起こす可能性：　　1.3％
    脳卒中で死亡する可能性：　0.2％
```

図Ⅰ-4 UKPDS risk engineによる予測死亡率
図Ⅰ-3の対象に合致した患者背景の場合，冠疾患で死亡する予測率は2.7％と算出される．

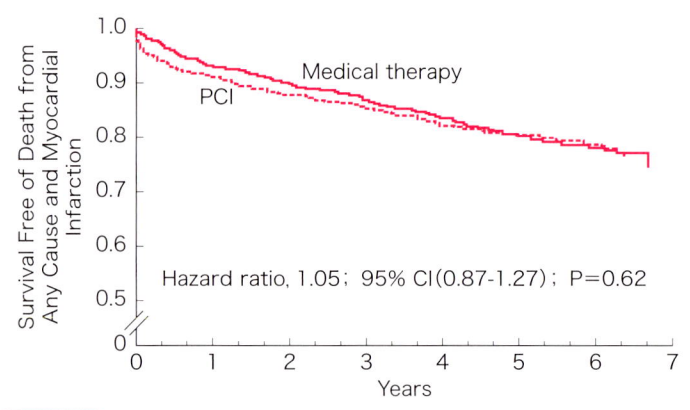

図Ⅰ-5 COURAGE trial

狭心症に対してPCIを行った後，平均4.6年間の総死亡率を薬物療法と比較した．それぞれ19.0%と18.5%と両群間に有意差は認められなかった．

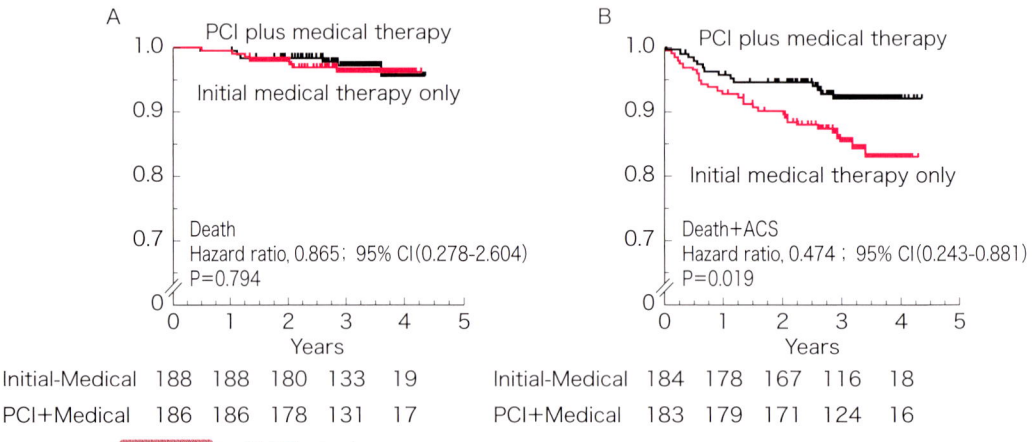

図Ⅰ-6 JSAP study

狭心症に対するPCIと薬物療法を比較した日本の研究．総死亡率はPCI＋薬物療法群と薬物療法のみ群とで有意差はなかった（A）が，総死亡率＋ACSで検討するとPCIを加えたほうが発生率は少なかった（B）ことが示されている．

PCI をしてしまうと死亡率が上がるのです．

　もう一つ，PCI と薬物療法を比較した COURAGE trial という研究では，PCI 後の平均4.6年間の総死亡率が19.0%なのに比べて薬物療法では18.5%と，やはりPCIを行っても予後が変わらなかったという結果を出しています（図Ⅰ-5）[4]．ただ，日本のJSAPという研究では，PCIでも薬物療法でも平均3.3年間の死亡率に差はありませんでしたが，ACS 発症を加えるとPCIを行った群のほうが有意にリスクを減少させていたという結果を報告しています（図Ⅰ-6）[5]ので，日本のように器用にPCIができる場合には，PCIを行っても寿命を縮めることはないのかもしれません．

　いずれにしても，有意狭窄が残っていて，運動中に胸痛が出現するような状態でも，PCIは必ずしも必要なわけではなく，本当に必要な治療は心臓リハビリテーションだ

ということです．もちろん，PCIは即座に胸痛をとりますし，術者の練習にもなり，名声も上がり，病院の経営面でも重要ですからなくなることはないと思います．上手な施設で行えば合併症はまれですから，PCIを行ったほうが運動負荷も十分かけることができるのでいいかもしれません．

ですから，このような症例が心臓リハビリテーションに参加しても怖がったり遠慮したりすることはありません．「PCIよりも元気に長生きできる治療法を選んでもらって良かったんですよ」という気持ちで心臓リハビリテーションを指導して下さい．そして，このような症例に心臓リハビリテーションの依頼を出す医者は本当にいい先生です．大事にしてやって下さい．

次に，カテゴリーSの例は，残存狭窄があってもそれによる心筋虚血が心機能にほとんど影響しない症例です（図Ⅰ-7）．運動療法中，胸痛を感じないレベルが望ましいのですが，少しくらい胸痛があってもいつもよりも強かったり持続が長かったりしない限り心配ありません．硝酸薬を投与して，様子観察で十分です．運動療法は胸痛を減らしますから積極的に行いましょう．カテゴリーSでは，運動中に胸痛が出現すればSTは低下することがありますが，これも心配いりません．

カテゴリーNの人（図Ⅰ-8）はほとんどの例でPCIが成功した人たちです．ストレスなく運動療法を指導できると思います．運動中にSTは低下しません．ただし，PCIのときに十分な拡張が得られなかったり血栓が非常にできやすい状態の時には，PCI実施日から翌日にかけて「急性～亜急性冠閉塞」が生じることがあります．突然，冠動脈に血栓が詰まって胸痛を訴えるのです．ただちにPCIが必要となる状態ですので大変です．シネレポートをしっかりと読んで，ステントが十分拡張しているか，浮いていないかどうか，冠動脈解離ができていないかなどを確認しておきましょう．

また，慢性期に，クロピドグレルなどの抗血小板薬を服用していない場合，「late thrombosis」による冠閉塞が生じることがあります．これは，やはり，突然，冠動脈が詰まり，約60％の患者が死亡するという大変危険な状態です[6]．DESの場合には，生涯，この危険がつきまとうといわれています．服薬状況をしっかりと把握する必要があります．抗血小板薬を自己中断している場合，運動療法は中止です．

縦軸に移ります．

カテゴリーAの人は運動強度が強すぎると心不全を起こすことのある人です．レジスタンストレーニングも含めてしっかりと運動療法は積極的に行うべきですが，慎重に行いましょう．漫然と有酸素運動を行ってはいけません．運動中，心不全傾向になれば，心電図上は頻脈の傾向が強まります．

カテゴリーBの人は，冠危険因子を意識して運動療法や患者教育を行うべき人たちです．有酸素運動とレジスタンストレーニングを効果的に組み合わせて下さい．運動を行っても，カテゴリーXとSでSTが下がる以外，目立った変化はありません．

カテゴリーCの人たちは，XとSの場合，冠動脈硬化病変の退縮や心筋灌流の改善を目指した心臓リハビリテーションを行います．Nは再発予防を目的とした心臓リハビリテーションです．心臓リハビリテーションの効果を最も自覚しにくい人たち

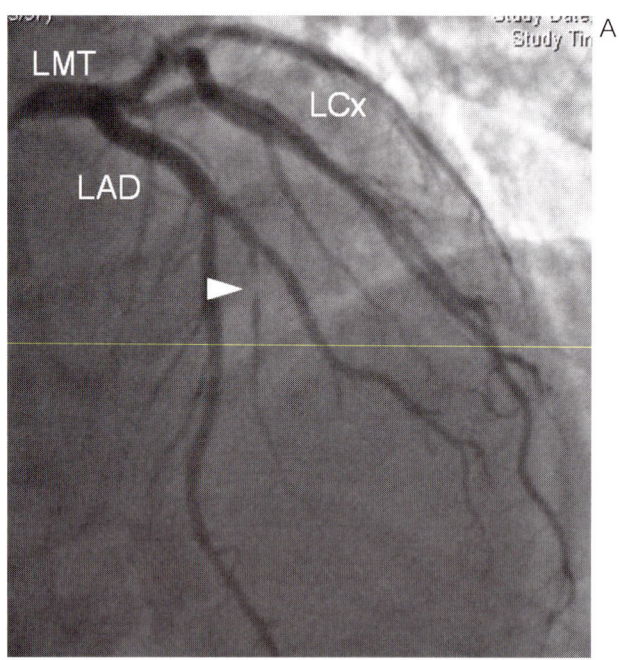

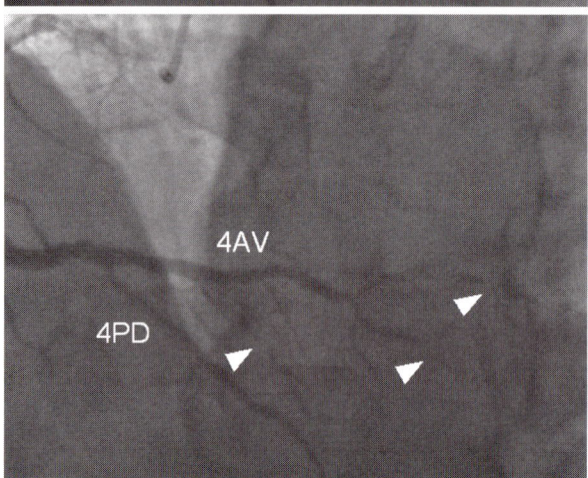

図Ⅰ-7 カテゴリーSに分類される冠動脈所見

労作時に胸痛は出現するが,予後・心機能にほとんど影響を与えない冠動脈所見.
A:主要な枝の枝に存在する病変.この例はLAD(左前下行枝)の枝(第1対角枝)の枝に90%病変が認められる(矢頭).
B:末梢病変.この例では,右冠動脈の末梢(4AV)に有意狭窄が認められている(矢頭).
C:側副血行路を伴う高度狭窄病変.この例では,右冠動脈#1が完全閉塞で,左冠動脈から側副血行路(矢頭)が伸びている.

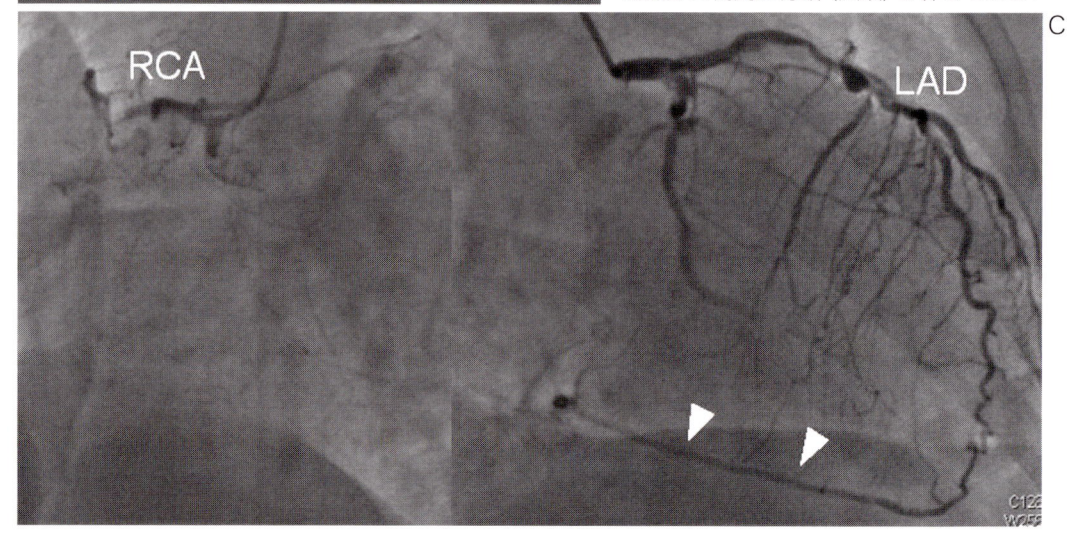

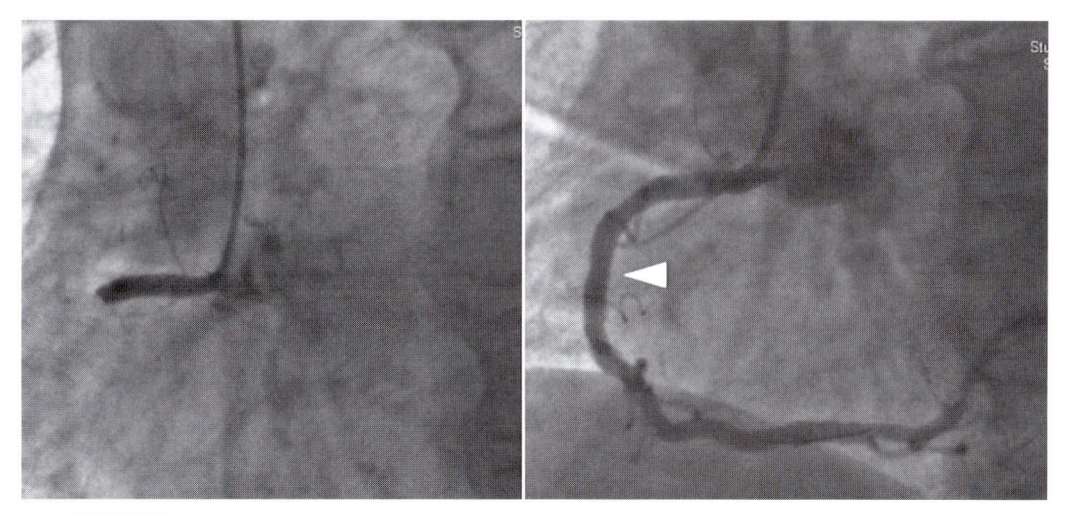

図 I-8 カテゴリー N に分類される冠動脈所見
#1 が完全閉塞した ACS だが，初期 PCI に成功し，現在では良好な冠血流が得られている．現在では，有意狭窄病変は認められない．

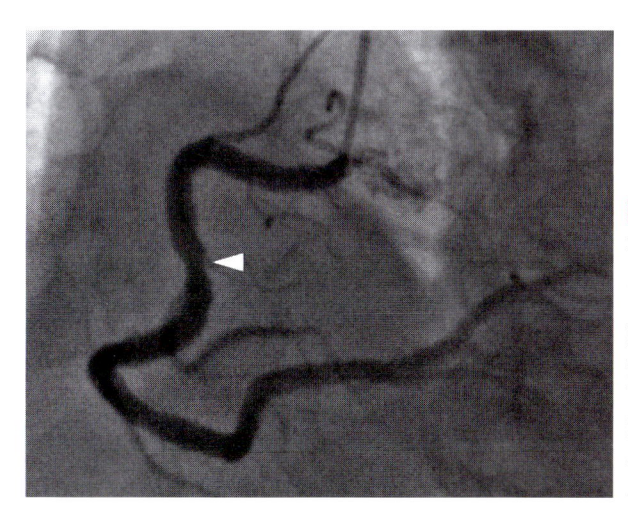

図 I-9 有意ではない冠動脈硬化病変
右冠動脈 #1 に 15％程度の狭窄病変が認められている．シネレポートでは，「irregularity」とでも記載されるような病変である．この程度の狭窄では労作性狭心症は発症しないが，このような病変には必ず外側方向に粥腫が形成されていて，脱水・過労などによってプラークラプチャが生じ，ACS 発症の危険性のある個所であると考えるべきである．

なので，モチベーションをあげて，いかに参加させ続けるか，心臓リハビリテーションスタッフの腕の見せ所です．

ただ，どのカテゴリーに属していても忘れてはならないことは，胸痛や残存狭窄の有無にかかわらず，脱水・血液の濃縮，高血糖・過労・ストレスなどが集積すると，プラークのラプチャが起こって心筋梗塞を起こす可能性があることです．油断は禁物です．図 I-9 にみられるようなわずかな狭窄でも心筋梗塞の原因病変になります．

2 心筋梗塞

　心筋梗塞も合併症（表I-2）の有無を把握して心臓リハビリテーションを行う必要があります．

　左前下行枝近位部（図I-10）の心筋梗塞は最も注意を要します．peak CPK が10000IU/L 以上にもなる場合には，心室瘤を伴ったり，心筋収縮力改善に時間がかかって低心機能をなかなか脱することができずに IABP が長めに入っていることがあります．ですから，デコンディショニングに対する心臓リハビリテーションが最初は必要です．また，このような例では重症不整脈も頻繁に出現します．孤発性の PVC であっても，数が多くなってきたなと感じた時には心臓リハビリテーションは中止します．

　発症1週目までの間は，心破裂や乳頭筋機能不全や心室中隔穿孔を起こす可能性があります．発症4日目頃の見舞客が多くきた日には血圧が上昇していることがあります．そのようなときにこれらの合併症が発症することがあるので，そういった日の午後の心臓リハビリテーションは要注意です．疲れた顔をしていたら中止しても良いかもしれません．

　また，発症1〜2週目以後は心膜炎（Dressler's syndrome）を発症する可能性がでてきます．熱っぽくて「どことはなく胸が痛い」と訴えた時には，心臓リハビリテーションは中断して，心雑音を聴取したり心エコーをとったりして心膜炎の有無を確認する必要があります．主治医に報告して下さい．

　右冠動脈が責任病変の心筋梗塞の場合，急性期に房室ブロックや右室梗塞を起こし，一時的に血圧維持が困難になることがあります．この時期には心臓リハビリテーションは行いません．ステロイドを使用することもありますが，通常は1週間くらいで軽快し，その後の予後は良好です．軽快してから心臓リハビリテーションを開始します．

表I-2 心筋梗塞の合併症

時期	合併症	備考
初日〜	不整脈	心室頻拍・増加しつつある不整脈は心リハ中止
	心不全・ショック	
	右室梗塞・右心不全	適切な輸液で，ほとんどの場合，数日以内に軽快
	房室ブロック	一時的ペースメーカが必要．数日以内に改善することが多い
1〜4日目	心破裂	高血圧合併高齢女性に生じやすい
	乳頭筋不全	第1対角枝と鈍角枝が関与した場合，起こりやすい
	心室中隔穿孔	
7日目以後	心膜炎	熱感のほか非特異的な胸痛を訴えることもある

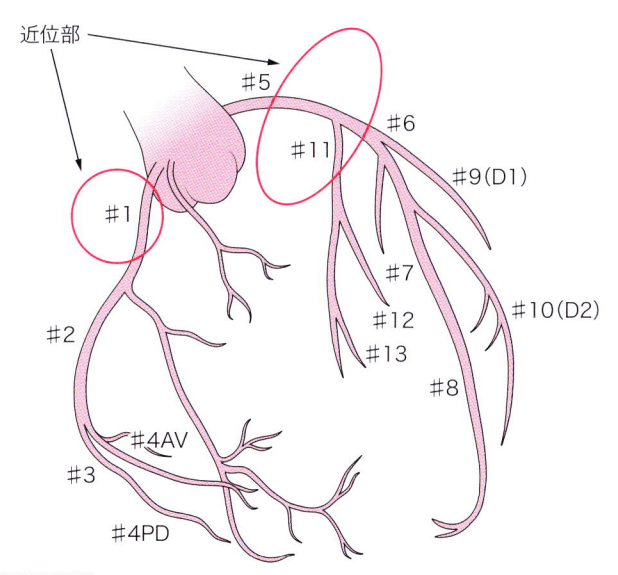

図Ⅰ-10　冠動脈

「近位部」とは右冠動脈#1，左冠動脈前下行枝（#6），回旋枝（#11）のことをいう．

3　心不全

　心不全は疾患名ではないため，基礎疾患は多彩です．表Ⅰ-3に基礎疾患と特徴を示しました．

　成人慢性心不全患者の一般的な特徴として，骨格筋機能・骨格筋量の低下，血管拡張応答性の低下，交感神経活性亢進・副交感神経活性減弱化などを伴うことがあります（図Ⅰ-11）．

　骨格筋は「易疲労感」のみならず「息切れ」や「ポンプ機能」にも強く関与しています．この症状を軽減させるために骨格筋のトレーニングは必須です．

　血管内皮細胞機能は適切に血管を拡張させることで酸素運搬能や，肺でのガス交換，末梢での血管抵抗に関与しているため，有酸素運動で血管拡張能を改善させることは，「息切れ」の改善や，「易疲労感」の改善，さらに「心保護」目的に有用です．

　自律神経活性は「動悸」や「息切れ」に関与するのみならず，予後に直接的に関連しているため，自律神経活性のコントロールは重要です．有酸素運動は自律神経活性を数週間で改善させます．数週間運動療法を行うと，「動悸や息切れが軽くなってきた」と患者がいってくれます．心臓リハビリテーションに通っていて心拍数が低下してきたら，自律神経活性が改善してきた証拠です．

　心不全患者は多種・多量の服薬を必要とします．βブロッカーとACE阻害薬あるいはARBは可能な限りほぼ全例で使用します．すると，特にβブロッカー服薬患者は，安静時心拍数が遅くなり運動に対する心拍応答が低下します．同時に血圧も低くなり，

表 I-3 心不全のよくある基礎疾患と心臓リハビリテーションから見た特徴

疾患名	特徴
拡張型心筋症（DCM）	多くの場合, 心不全は進行性だが, 心臓リハビリテーションによる症状改善あるいは維持効果は大きい βブロッカー, ACE/ARB による低血圧 不整脈が多い CRT-D が埋め込まれていることが多い 骨格筋が重要
虚血性心筋症（ICM）	狭心症が出現する可能性がある 心筋虚血・梗塞による収縮・拡張障害がある
広範囲心筋梗塞	血圧過上昇により心室瘤が増悪する可能性あり 心ポンプ機能低下著明 心室内血栓が存在する時には主治医と相談
高血圧性心臓病（HHD）	心肥大による著明な拡張障害がある 頻脈に注意 運動をしなくても ECG 上 ST 低下が認められる
大動脈弁閉鎖不全症（AR）	徐脈になると逆流は増悪する 心臓リハビリテーションは問題なし
大動脈弁狭窄症（AS）	運動中に胸痛・失神の危険性あり 重症の場合, 運動療法は禁忌
僧帽弁閉鎖不全症（MR）	運動中に逆流が増悪することがある 運動中に息切れ感が不自然に強くなった場合, 運動負荷心エコーにて確認する必要がある
僧帽弁狭窄症（MS）	心房細動になりやすい 心房内血栓がある場合には主治医と相談
右室負荷	著明な下腿浮腫による「足の重さ」や肝うっ血による腹部膨満感がある 過剰な抵抗運動による TR 増悪に注意 肺高血圧による著明な息切れ感
頻脈性心房細動などによる心不全	安静時から心拍数 > 100/ 分の場合, 運動は行わない

立ちくらみのような症状をしばしば訴えます．収縮期血圧をいくつまで低下させてよいのかは症例により異なるのですが，80 mmHg までは我慢して服用してもらうという医者が多いようです．

また，心不全は進行すると基礎調律が心房細動に変化します．LVEDP 上昇に伴って左房負荷が増悪し，左房壁のリモデリングが進むことと，うっ血に伴って肺静脈径が拡張し，肺静脈内で上室性期外収縮のリエントリーが成立しやすくなることなどが原因と考えられます．

心房細動になると房室連関（図 I-12）がなくなるために心拍出量が約 20％低下

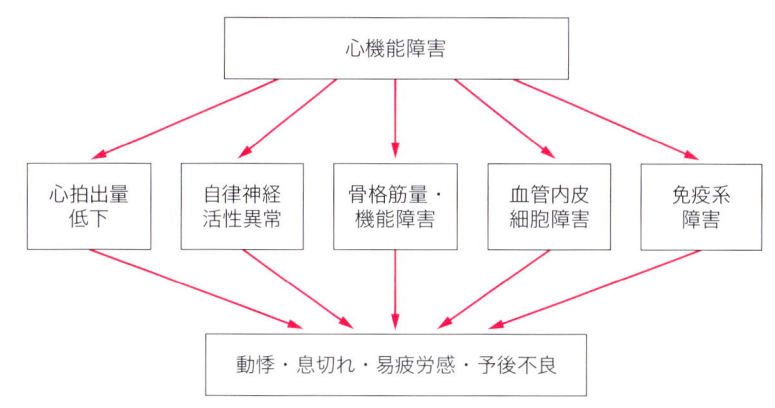

図 I-11 心不全の成り立ち
（低心拍出性）心不全は，心機能不全を契機に体全体が機能異常を呈した状態をさす．

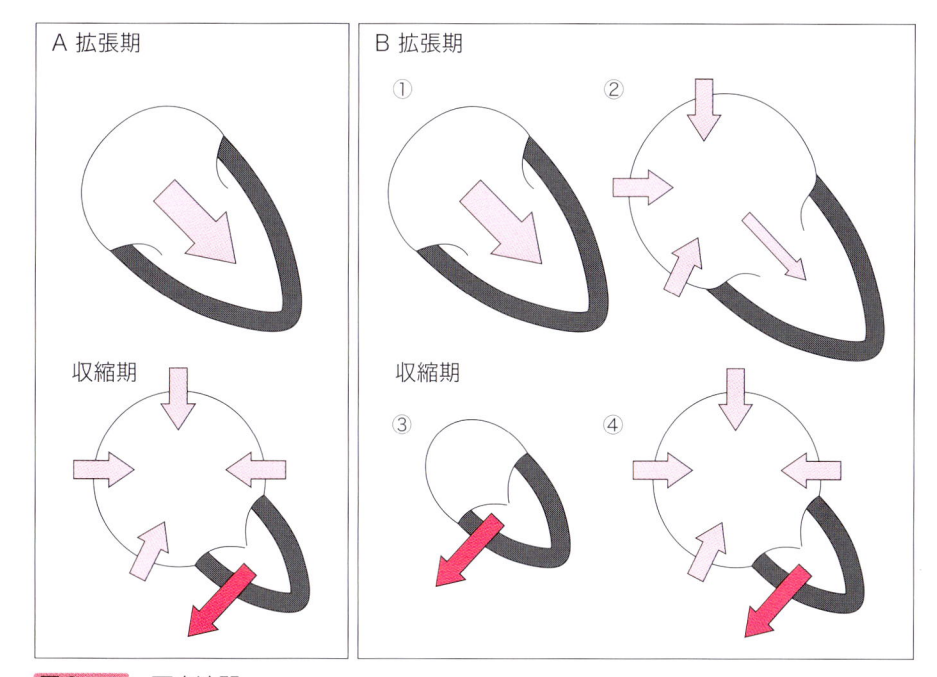

図 I-12 房室連関
洞調律では，心房と心室は順次タイミングを揃えて収縮と拡張を繰り返している（A）．心房細動では，心房収縮と心室収縮のタイミングが揃わない．心房と心室で拡張期が重なった場合（B②）や収縮期が重なった場合（B③）は，心房から心室への血流移動はほとんどなくなる．

します．さらに，心房細動では左房内血栓の危険性も高まり抗凝固薬が必須となります．運動中に心房内血栓が飛んで塞栓症を引き起こしやすいというデータはありませんが，心臓リハビリテーションスタッフは抗凝固薬の服用状況をしっかりとチェックしましょう．また，心房細動になった人は，やや息切れ感が強く出ますが，20％の一回心拍出量（SV）低下分を骨格筋ポンプで挽回するよう，少しずつレジスタンス

トレーニングを行っていきましょう．

心不全は，心房細動のほかにも多彩な不整脈を合併します．心室性期外収縮が最も一般的で，心機能が正常な人に起こるものは，通常，心機能に問題を及ぼさないため心配ありませんが，心機能低下例では心室頻拍に移行することもあるので要注意です．

心不全では，労作時に低酸素を示すこともあります．SpO_2 が 90％未満だと末梢組織に十分な酸素を送れなくなり細胞障害が進んでしまうため，安静時の SpO_2 が 90％未満の場合には運動は見合わせるほうが賢明です．

腎機能障害と貧血も重症心不全の場合，問題になります．心機能障害による腎血流低下や炎症性サイトカインによって腎実質障害が生じ，その結果，腎臓でのエリスロポエチン（EPO）産生障害と骨髄での EPO 効果不全などが生じて貧血になるといわれています．ある程度の腎機能障害なら運動療法によって改善するという報告も出始めていますが[7]，当院では Cr＞2.5 mg/dL の場合，運動療法は中止しています．

また，心不全では CRT-D がしばしば挿入されます（図Ⅰ-13）．心不全が進行すると，CRT-D が高頻度に埋め込まれます．最近は，心不全をステージ分類するようになっています[8]が，CRT-D は Stage C（表Ⅰ-4）になるとかなりの確率で挿入されるようになってきています．さらに，MADIT-CRT[9] という研究結果から，心不全のもっと早い時期から心不全発症予防目的で CRT-D を埋め込むべきだという意見も出てきており，今後，CRT-D 患者はさらに増加するものと思われます．

CRT は有効例では著明な心不全治療効果を示しますし，ICD 機能は重症不整脈を

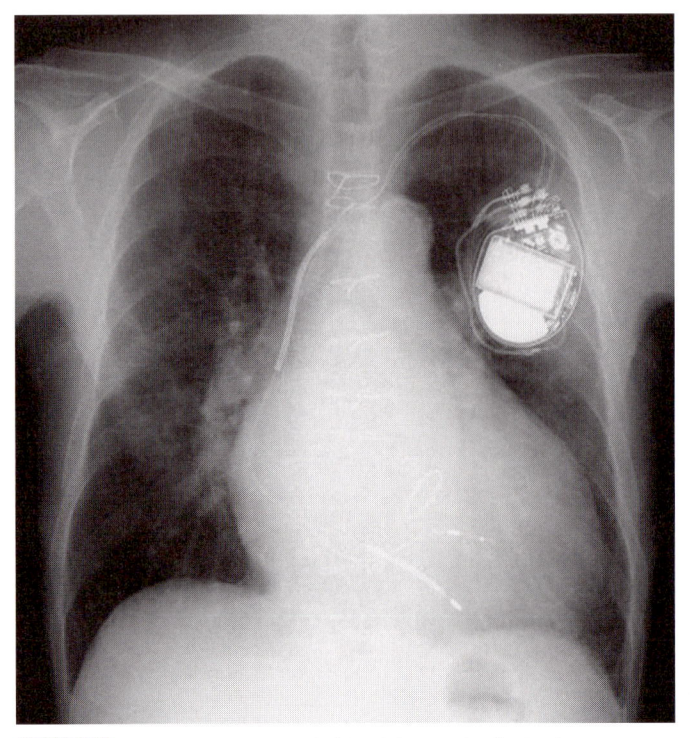

図Ⅰ-13　CRT-D 植え込み患者の胸部レントゲン写真

表 I-4 心不全のステージ分類

Stage A	Stage B	Stage C	Stage D
心不全のリスクが高いが，器質的心疾患や心不全症状がない	器質的心疾患があるが心不全の徴候・症状がない	器質的心疾患とともに心不全症状の既往歴または現症がある	特殊な医療行為を必要とする難治性心不全
例：以下の疾患 　高血圧 　動脈硬化性疾患 　糖尿病 　肥満 　メタボリックシンドローム 　心毒性のある薬剤使用歴 　心筋症の家族歴	例：以下の患者 　心筋梗塞既往歴 　左室肥大および駆出率低下を含む左室リモデリング 　無症候性弁膜症	例：以下の患者 　器質的心疾患の診断が確定している 　息切れと疲労・運動耐容能の低下がある	例：以下の患者 　最大限の治療にもかかわらず，安静時に著明な症状がある（繰り返し入院している患者，あるいは特殊なインターベンションなしでは安全に退院できない患者など）
治療 　高血圧治療 　禁煙の奨励 　脂質異常治療 　定期的な運動の奨励 　アルコール摂取や非合法的薬物の使用禁止 　メタボリックシンドロームのコントロール 　ACE 阻害薬あるいは ARB	治療 　Stage A のすべての治療 　ACE 阻害薬あるいは ARB 　β遮断薬	治療 　Stage A と B の治療すべて 　塩分制限 　＜ルーチンに使用する薬剤＞ 　　体液貯留に対する利尿薬 　　ACE 阻害薬 　　β遮断薬 　＜特定の患者に使用する薬剤＞ 　　アルドステロン拮抗薬 　　ARB 　　ジギタリス 　　ヒドララジン／硝酸薬 　＜特定の患者に使用する装置＞ 　　両心室ペーシング 　　植え込み型除細動器	治療 　Stage A，B，C の治療 　適切なケアレベル 　＜選択肢＞ 　　思いやりのある終末期ケア／ホスピス 　　特別な手段 　　　心臓移植 　　　長期の変力作用薬 　　　恒久的な機械的サポート 　　　実験的手術または薬剤

矢印間のラベル：器質的心疾患 → 心不全症状出現 → 安静時における治療抵抗性心不全

ACC/AHA Guidelines for the Evaluation and Management of Chronic Heart Failure in the Adult: Executive Summary A Report of the American Heart Association Task Force on Practice Guidelines (Committee to Revise the 1995 Guidelines for the Evaluation and Management of Heart Failure). Circulation 2001; 104: 2996-3007.

有する患者には不整脈死から命を救う大切なものです．しかし，ペースメーカのリードも ICD リードも三尖弁を通過して留置されるため，必ず三尖弁逆流を増悪させます（図 I-14）．運動中には三尖弁逆流が増悪するため，心拍出量が増加しにくくなることが懸念されます．

また，ICD 機能は，バーストの有無にかかわらず患者をうつ状態にさせます[10]．そして，うつ状態は不整脈発作を増悪させるため，ICD を埋め込んだことが原因で重症不整脈がさらに増加するという「自作自演」のような悪循環に陥る可能性があります．これを断ち切るのは心臓リハビリテーション以外にはありません．心臓リハビリテーションで自律神経障害を改善させ，うつ状態を改善させると，ICD の作動回数が減少します（図 I-15）[11]．

このような意味で，CRT-Dが植え込まれた患者には心臓リハビリテーションが必須です．しかし，誤作動を起こさせないためにも，CRT-D患者を診る場合には，ICD機能が作動するゾーンを知っておくことが必要です．

ICD機能には，抗頻拍ペーシング（ATP），カルディオバージョン，デフィブリレーションの3段階あります（表I-5）．頻脈を検知し，オーバードライブをかけて停止させる仕組みをATPといい，患者は作動したことをほとんど感じません．拍動が非常に早く不規則なときには，脈に合わせてやや低めのボルテージでバーストするカルディオバージョンという機能があります．患者は明確に作動したことを感知します．さらに不整脈が重篤になり心室細動に近い心室頻拍になった場合などは，自己心拍とは無関係に抗出力で電気ショックを行います．意識を失う前にショックがかかればかなり強く痛みを感じます．それらの機能は，心拍数があるレベルを超え，QRS波形がある形態に変化したということを機械が認識した場合に作動します．ICD機能が作動し始める心拍数を「VTゾーン」などといいます．

ICD機能が適切に作動すれば問題はないのですが，心室頻拍ではない洞性頻脈や心房細動性頻脈のときにも作動してしまうことがあります．「不適切作動」といいます．これは機械のプログラムの問題なので仕方がない面もあります．ただ，このような不適切作動はQRS幅が狭くても心拍数が速くなると起りやすいので，不適切作動しないように作動閾値より10〜15回少ない心拍数で運動療法を行うように米国心臓肺リハビリテーション学会では勧告を出しています[12]．

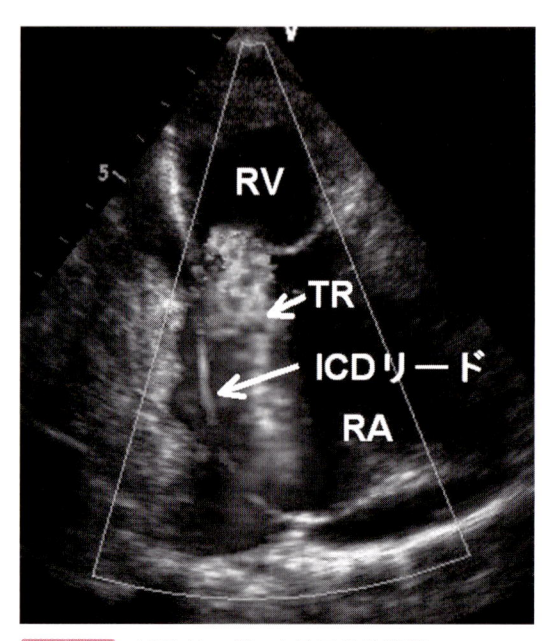

図I-14 ICDリードによる三尖弁逆流
ICDリード（ペーシングリード）は三尖弁口を通過するため，三尖弁の動きを阻害する．症例によっては中等度以上の逆流をきたすこともある．

また，患者の調律がペースメーカに依存している場合，ペースメーカのレートレスポンス機能が不適切だと，運動中にペーシングレートが増加せず，酸素摂取量が増加できなくなります（図Ⅰ-16）．このような場合は，著しくQOLが損なわれますから，ペースメーカの設定を見直す必要があります．

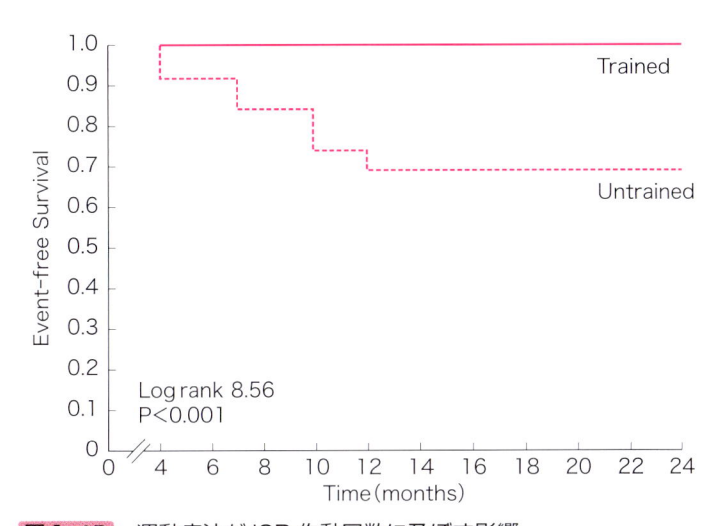

図Ⅰ-15 運動療法がICD作動回数に及ぼす影響
運動療法を常に行っている患者ではICDの作動回数が少ない．

表Ⅰ-5 ICD機能

除細動機能	作動方法
抗頻拍ペーシング（ATP）	頻脈よりも少し速いタイミングで電気刺激を行う．
カルディオバージョン	心室リズムに合わせて，安全なタイミングで電気ショックを与える．徐々にエネルギーレベルを強くする．
デフィブリレーション	心室リズムに関係なく強いエネルギーで電気ショックを与える．

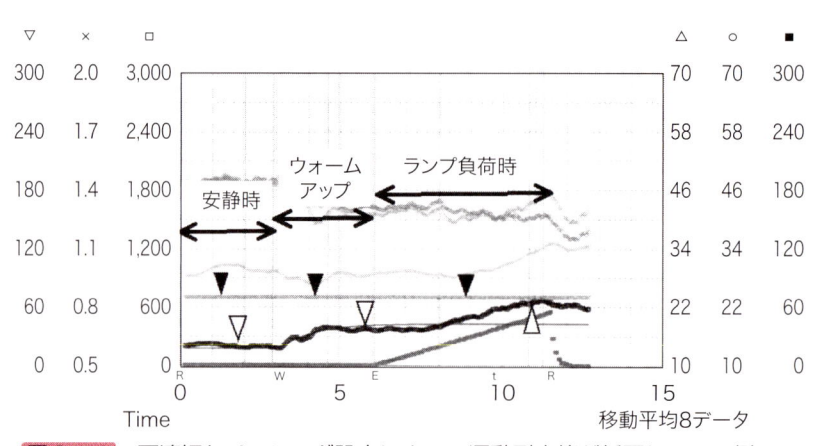

図 I-16 不適切なペーシング設定によって運動耐容能が低下している例

レートレスポンス機能が無効な状態の患者がランプ負荷試験を行った場合の酸素摂取量の推移が示してある．運動をしてもペーシングレートが増加しない（黒矢頭）ため，運動強度が中等度レベル以上になるとの酸素摂取量増加が停止している（白抜き矢頭）．中等度の運動強度まで酸素摂取量が増加するのは，一回心拍出量と洞静脈酸素含量較差が増加しているからである．

4 開心術後

　成人の開心術は，大きく分けて冠動脈バイパス術（図 I-17）と弁置換術（形成術）（図 I-18）の2つです．そのほか，心房中隔欠損症（ASD）や心室中隔欠損症（VSD）の閉鎖術も少なくはないかもしれませんが，その他の先天性心疾患，左室形成術などは一般の病院でお目にかかることはまれだと思います．

　内科的治療と異なり，開心術の特徴は，一般的には胸骨切開と挿管にあります．胸骨切開による胸の痛みと不安感のために，術後早期は浅い呼吸しかできず，内科的な治療を行った患者よりも息切れ感を強く訴えます．また，術直後は胸骨を針金でしばってあるだけで癒着に時間がかかるため，胸骨部の離解を予防する必要性があります．そのため，術後2〜3カ月間は運転が禁止されます．

　挿管の影響は術直後に著明です．喀痰をうまく排出させることができないため無気肺の危険性があります．したがって，術直後には喀痰排出に対する特別な注意が必要です．

　冠動脈バイパス術は，基本的には狭心症・心筋梗塞と大きく変わるところはありません．しかし，冠動脈バイパス術を行う患者は，PCI の対象患者よりも血管病変が複雑なことが多くなりつつあります．PCI の技術が進歩し，左冠動脈主幹部（LMT）病変でも三枝病変でも分岐部病変でも PCI を実施できるようになっているため，「PCI に向かない病変」，要するに「ぼろぼろの血管」のみが冠動脈バイパス術の適応になるようになっています（図 I-19）．ということは，すなわち，バイパスをつないだ先にも病変があったり，バイパスをつながない枝にも病変があったりして，狭心症の

Ⅰ章 心臓リハビリテーション対象疾患の心臓リハビリテーション的特徴

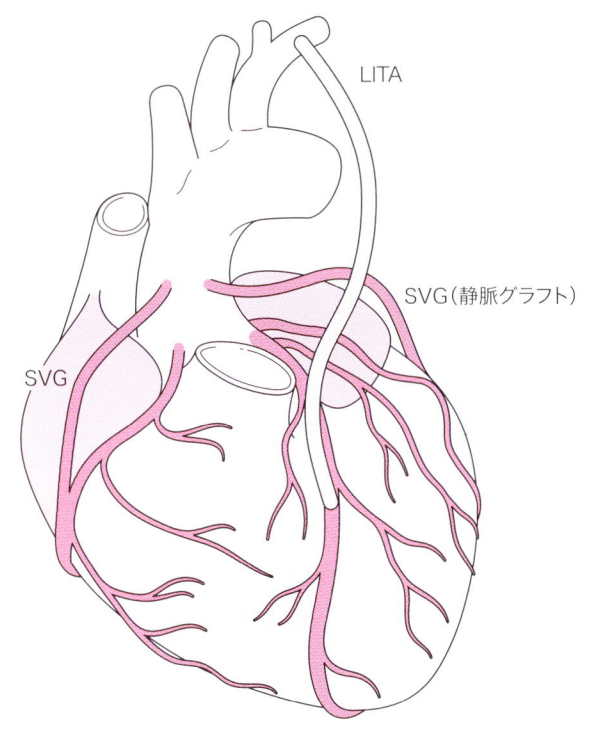

図Ⅰ-17 冠動脈バイパス術
左内胸動脈（LITA），右内胸動脈（RITA），胃大網動脈（GEA），下肢静脈などがグラフトとしてよく用いられる．

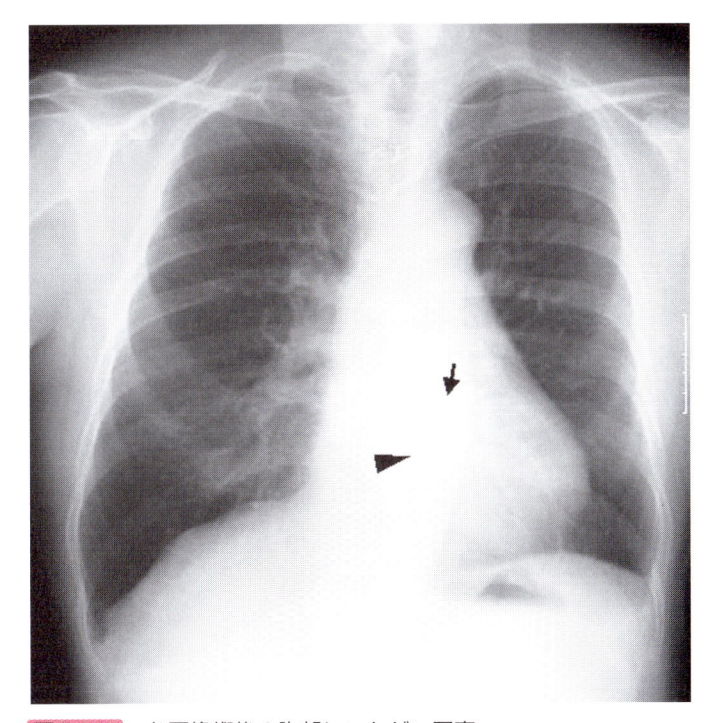

図Ⅰ-18 弁置換術後の胸部レントゲン写真
大動脈弁閉鎖不全症兼僧帽弁狭窄症に対して大動脈弁置換術（AVR）と僧帽弁置換術（MVR）を行った症例．矢頭がMVR，矢印がAVR．

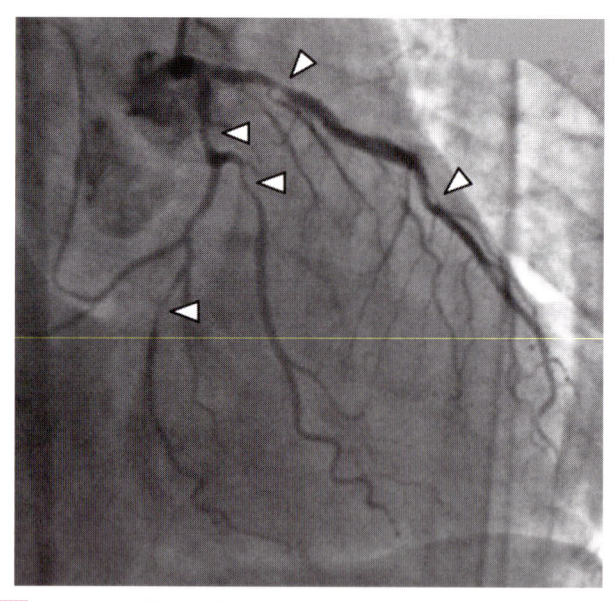

図Ⅰ-19　虚血性心筋症患者によくみられる冠動脈所見
左冠動脈造影所見である．矢頭で示す部分以外にも諸所に狭窄病変が存在している．冠動脈バイパス手術を行おうにも，バイパス吻合部の先に病変があるため狭心症をとることはできない．PCIを行うとすると，左前下行枝と回旋枝の根元から末梢まで行わなければならず，POBAなら再狭窄必発で，ステントなら本幹からの枝がすべて消えてしまう状態（「フルメタル」などとよばれる）になってしまう．そのため，このような血管の場合には薬物療法と心臓リハビリテーションを行うことになるが，心臓リハビリテーションを適切に行えば，必ず患者の胸痛と不安感は消すことができる．

分類のカテゴリーSに相当する場合が多いということです．ですから，術後であっても，動きすぎた時には胸痛が出るかもしれません．しかし，主要な部分の血流は保たれているので心配せずに，そのような病変こそ心臓リハビリテーションでしか治せないのだと思って張り切って症状をとってあげましょう．

　弁置換術と弁形成術は対象患者の状態が異なります．弁置換術は，ガイドライン上NYHA Ⅲ以上で，明らかな心不全症状が出現してから実施されることになっています[13]．したがって，弁置換術患者は心不全患者とみなして問題ありません．

　一方，弁形成術は，左室や左房の拡大など，弁以外の形態に異常がくる前に行われます．したがって，弁形成術が成功した後は「完全に治癒している」状態です．心臓リハビリテーションは，手術に伴うデコンディショニングを改善したら終了と考えてよいと思われます．

5 大動脈疾患

　心臓リハビリテーションの対象となる大動脈疾患には，解離性大動脈瘤（図Ⅰ-20），胸部大動脈瘤（図Ⅰ-21），腹部大動脈瘤（図Ⅰ-22）があります．

　どの場合でも，注意すべき点は血圧のコントロールです．運動中の血圧上限値は180 mmHg未満となっています[14]ので，心臓リハビリテーションを実施するにあたって，運動中には血圧に注意する必要があります．そのために服薬状況の，減塩と腹部内臓脂肪量管理の徹底が重要です．

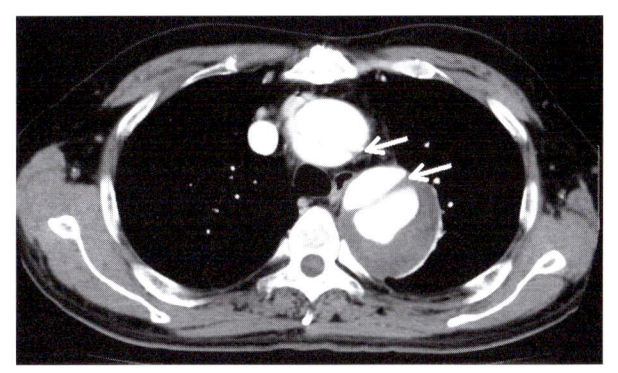

図Ⅰ-20　解離性大動脈瘤（DAA）のCT
矢印部分が大動脈．フラップがみえている．

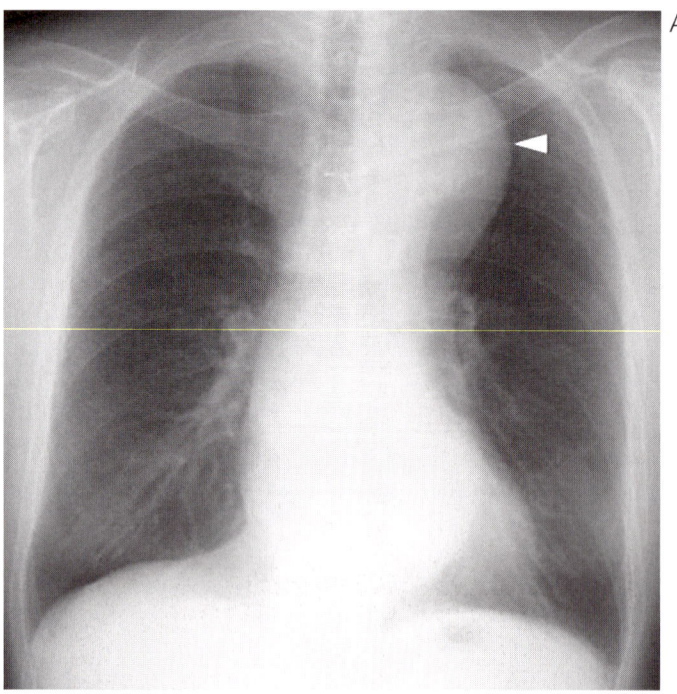

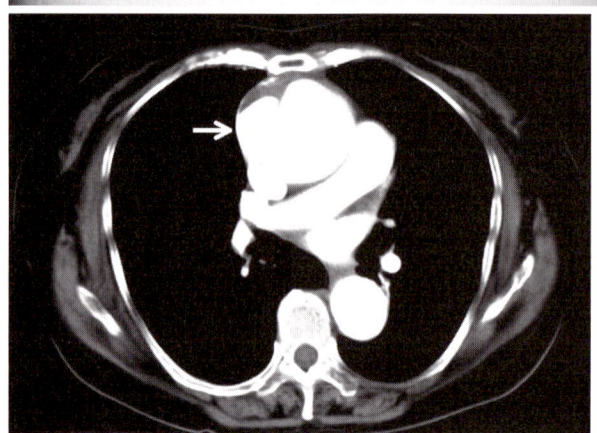

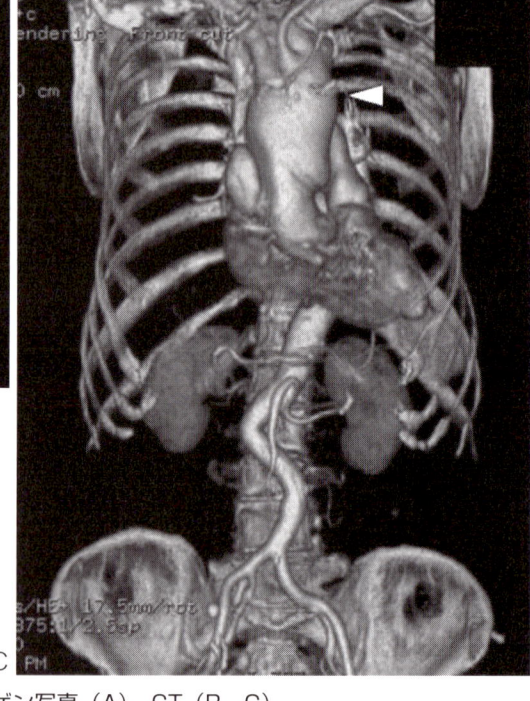

図 I-21 胸部大動脈瘤の胸部レントゲン写真（A），CT（B，C）
大動脈弓部（A 矢頭）が大きく拡張している．CT では上行大動脈が拡張し，一部解離様にもなっている（矢印）．C は再構成写真．弓部大動脈が大きく腫れているのがわかる．

Ⅰ章 心臓リハビリテーション対象疾患の心臓リハビリテーション的特徴

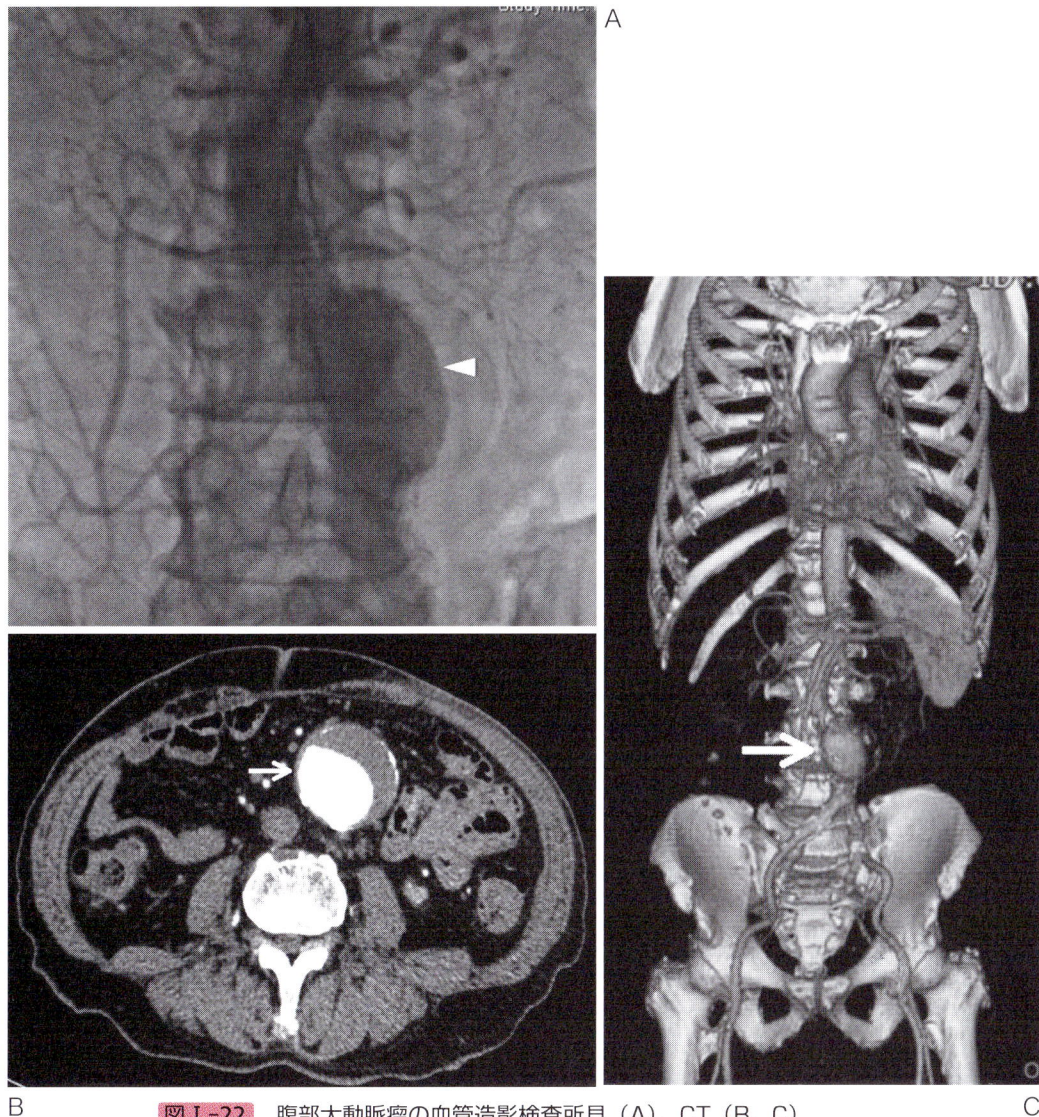

図Ⅰ-22 腹部大動脈瘤の血管造影検査所見（A），CT（B，C）
腹部大動脈が4cm位の太さに拡張している（A矢頭）．CTでは一部血栓化している（B，C矢印）．

6 末梢動脈疾患（PAD, 閉塞性動脈硬化症 ASO）

　末梢動脈疾患（図Ⅰ-23）は重症度別に4群（表Ⅰ-6）に分類されます．Fontaine 分類Ⅰ，Ⅱは心臓リハビリテーションが第一選択です[15]．

　狭心症とは異なり，下肢の疼痛が出現するまで運動を行います．虚血にさらされることで血管新生が促されて側副血行路が発達します．

　患者教育として，禁煙は必須です．また，糖尿病合併が多いため，インスリン抵抗性が亢進しないように内臓脂肪量をコントロールし，炭水化物摂取量が過剰にならないように教育することも必要です．

　PADには狭心症合併も多いので，心臓カテーテル検査所見をしっかりとチェックする必要があります．そして有意狭窄があっても糖尿病があると無症候性であることも多いため，労作時の胸部違和感のみならず息切れ感がないかどうか，しっかりと聴取する必要があります．一方，有意狭窄がなくても動脈硬化病変は必ずあると考えて，プラークの破綻を予防する心臓リハビリテーションが必要です．

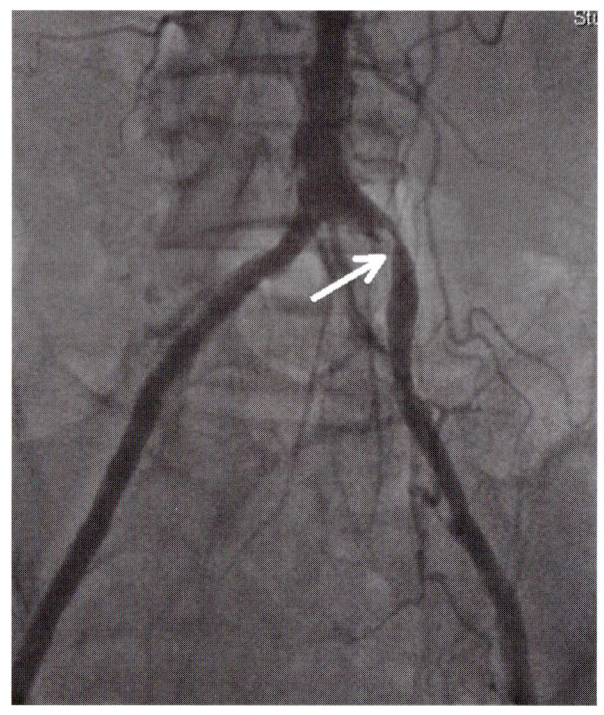

図Ⅰ-23 末梢動脈疾患（閉塞性動脈硬化症）の血管造影写真
左総腸骨動脈（矢印）が著明に狭窄している．

表Ⅰ-6 末梢動脈疾患の Fontaine 分類

重症度	症状	治療方針
Ⅰ度	冷感，しびれ感	薬物療法 運動療法
Ⅱ度	間歇性跛行	薬物療法 運動療法 血行再建術 PTA
Ⅲ度	安静時疼痛	薬物療法
Ⅳ度	潰瘍，壊死	運動療法 血行再建術 PTA 交感神経切除術 局所療法 指・肢切断術

Reference

1) Hambrecht R, Walther C, Möbius-Winkler S, et al. Percutaneous coronary angioplasty compared with exercise training in patients with stable coronary artery disease: a randomized trial. Circulation. 2004; 109: 1371-8.
2) Serruys PW, Morice M-C, Kappetein AP, et al. Percutaneous coronary intervention versus coronary-artery bypass grafting for severe coronary artery disease. N Engl J Med. 2009; 360: 961-72.
3) UKPDS risk engine: www.dtu.ox.ac.uk/riskengine
4) Boden WE, O'Rourke RA, Teo KK, et al. Optimal medical therapy with or without PCI for stable coronary disease. N Engl J Med. 2007; 356: 1503-16.
5) Nishigaki K, Yamazaki T, Kitabatake A, et al. Percutaneous coronary intervention plus medical therapy reduces the incidence of acute coronary syndrome more effectively than initial medical therapy only among patients with low-risk coronary artery disease. J Am Coll Cardiol: Cardiovascular Interventions. 2008; 1: 469-79.
6) Cutlip DE, Baim DS, Ho KKL, et al. Stent thrombosis in the modern era. A pooled analysis of multicenter coronary stent clinical trials. Circulation. 2001; 103: 1967-71.
7) Murakami J, Adachi H, Tomono J, et al. Effect of cardiac rehabilitation program on renal function in patients with coronary artery disease. Circ J. 2010; 74 Suppl I: 169.
8) Jessup M, Abraham WT, Casey DE, et al. 2009 Focused Update: ACC/AHA Guidelines for the diagnosis and management of heart failure in adults. Circulation. 2009; 119: 1977-2016.
9) Moss AJ, Hall WJ, Cannon DS, et al. MADIT-CRT Trial Investigators. Cardiac resynchronization therapy for the prevention of heart –failure events. N Engl J Med. 2009; 361: 1329-38.
10) Sears SF Jr, Conti JB. Quality of life and psychological functioning of ICD patients. Heart. 2002; 87: 488-93.
11) Belardinelli R, Capesto F, Misiani A, et al. Moderate exercise training improves functional capacity, quality of life, and endothelium-dependent vasodilation in chronic heart failure patients with implantable cardioverter defibrillators and cardiac resynchronization therapy.

Eur J Cardiovasc Prev Rehabil. 2006; 13: 818-25.
12) Williams MA, ed. AACVPR. Guidelines for Cardiac Rehabilitation and Secondary Prevention Programs. 4th ed. AACVPR Human Kinetics, Champaign: 2004. pp150.
13) Carabello BA, Anderson JL, Antman EM, et al. ACC/AHA 2006 Guidelines for the management of patients with valvular heart disease. J Am Coll Cardiol. 2006; 48: e24: 37, 53, 63.
14) Fletcher GF, Balady GJ, Amsterdam EA, et al. Exercise standards for testing and training. Circulation. 2001; 104: 1694-740.
15) Hyatt WR, Wolfel EE, Meier RH, et al. Superiority of treadmill walking exercise versus strength training for patients with peripheral arterial disease. Implications for the mechanism of the training response. Circulation. 1994; 90: 1866-74.

II章 運動中の心臓の変化

1 頻脈・心拍応答

　運動中，心拍数は速くなります．

　心臓の一周期の中には収縮期と拡張期があります．心拍数が速くなる場合，主に短縮するのは拡張期です（図II-1）．心電図でいえばQT時間以外の部分です．ですから，心拍数が速くなるとT波とP波が重なりP波があるのかないのかはっきりしなくなることがあります．心拍数が速くなっている瞬間だけをみれば，種々の頻脈性不整脈との鑑別が必要です．第III章に具体的な心電図を示します．

　予測最高心拍数は，一般的には「220−年齢」といわれています（表II-1）．ですから，70歳以上の人で心拍数が160回/分というのは，たとえ運動中であっても異常です．隠れている不整脈を探しましょう．

　拡張期が短縮するということは，拡張不全のある患者では大変なことです．拡張するのに時間がかかる（図II-2）のに，拡張時間が短くなってしまうので，左房から左室へ流入する血液量が減少してしまいます．拡張不全の患者があまり頻脈になると，心拍出量が十分増加しなくなることが予想されます．

　心拍数は酸素摂取量の変化，すなわち活動量に応じて変化します（図II-3）．

　漸増（ランプ）負荷中，あるレベルまでは心拍数は直線的に増加します．あるいは，酸素摂取量の変化と並行して増加します．

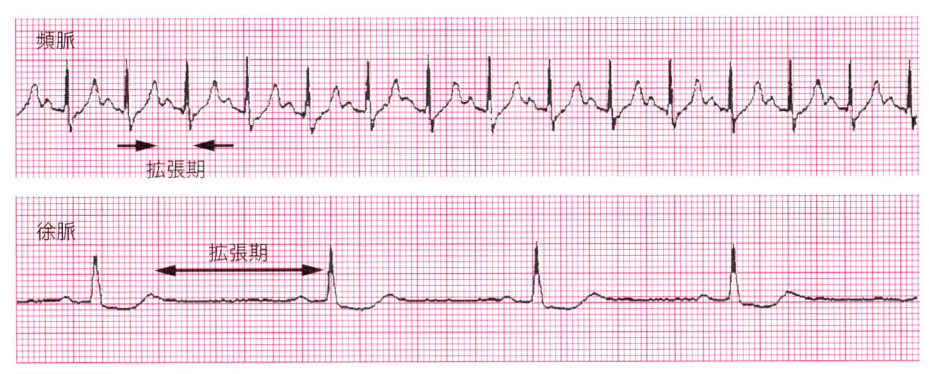

図II-1　心拍数と拡張時間
心拍数が速くなる場合，主に短縮するのは拡張時間である．

表 II-1　予測最高心拍数

年齢（歳）	予測最高心拍数（n/min）
20	200
30	190
40	180
50	170
60	160
70	150
80	140

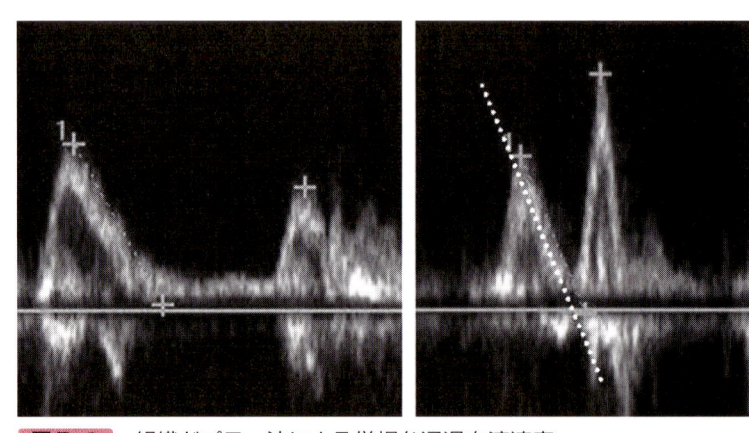

図 II-2　組織ドプラー法による僧帽弁通過血流速度
僧帽弁通過血流は左室の能動的拡張に伴う E 波と心房収縮に伴う A 波がある．正常者では左のように E 波のほうが高く，基線に戻る速さも速い（破線：DcT）．拡張障害が生じると E 波が小さくなり A 波が大きくなる．また，DcT も延長する．

　この心拍数を制御しているのは自律神経系です．副交感神経が活発だと心拍数は減少し，交感神経活性が活発だと心拍数は増加します．軽い運動では副交感神経活性が減弱することによって心拍数が増加し，中等度以上の運動では，交感神経が活性化することによって心拍数が増加します（図 II-3）．ですから，硫酸アトロピンで副交感神経をブロックすると心拍数が増加します．また β ブロッカーで交感神経活性をブロックすると運動中の心拍数が減少します．ただし，十分量投与すると安静時の心拍数も減少します．
　運動に応じた心拍応答は，酸素摂取量と心拍数の関係（$\Delta HR/\Delta \dot{V}O_2$）で比較すると，約 0.06 という数値を示します（図 II-4）．これよりも低い場合は，心不全・高血圧・糖尿病などのために自律神経活性に異常がある場合，β ブロッカーを服用している場

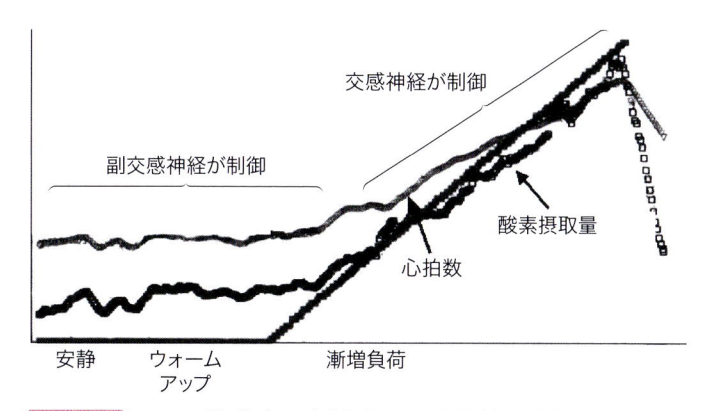

図Ⅱ-3 ランプ負荷中の酸素摂取量と心拍数の動態

ランプ負荷中，負荷量が増加するにつれて酸素摂取量と心拍数はともに増加する．
安静時から中等度の運動にかけては副交感神経活性が心拍数をコントロールし，中等度以上の運動強度では交感神経活性がコントロールしている．

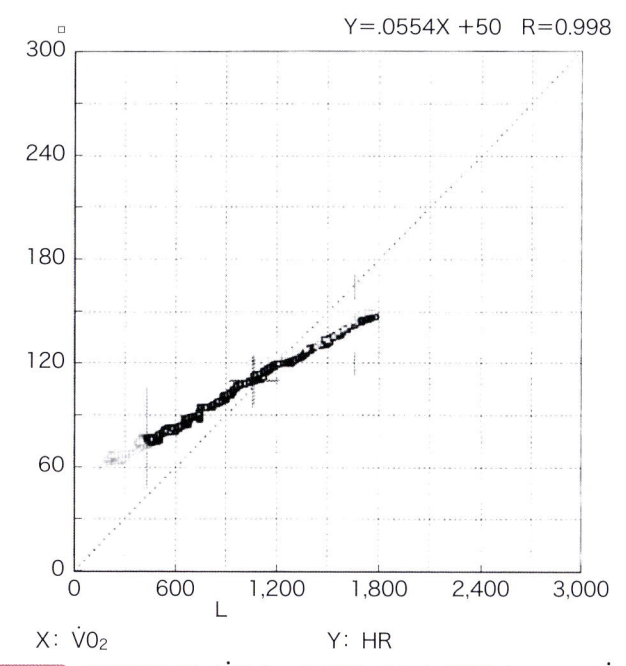

図Ⅱ-4 酸素摂取量（$\dot{V}O_2$）－心拍数（HR）関係（$\Delta HR/\Delta \dot{V}O_2$）

漸増負荷試験中の酸素摂取量（$\dot{V}O_2$）と心拍数（HR）とは直線関係を示すことが多い．両者の関係式の係数は 0.06 位が正常です．

Y=.0554X +50　R=0.998
X: $\dot{V}O_2$　　Y: HR

合，あるいはペースメーカの設定が不十分である場合のどれかです．運動に対して心拍応答が低下している状態を chronotropic incompetence（クロノトロピックインコンピテンス）といいます．

　もっと簡単にみることもできます．安静時心拍数が 60 回/分の 40 歳男性が「ちょっ

とつらい」というBorg 12-13位の運動を行った場合，心拍数はいくつになるべきでしょうか．Borg 12-13は最大負荷の約60%です．最高心拍数は220−年齢で，180になるはずです．安静時から最大負荷まで直線的に心拍数が増加するとして，最高レベルの60%の運動中の心拍数は60＋(180-60)×0.6で132くらいになるはずです（図Ⅱ-5）．この数字よりも少なければその人の心拍応答はやや低下していると考えられます．

実際には，漸増運動中，図Ⅱ-6のように，AT付近で心拍応答が少し急峻化することがあります．この理由は2つあります．

1つは，漸増負荷中，健康な人では酸素摂取量の増加率（$\Delta VO_2/\Delta WR$）が後半でやや増加するからです（図Ⅱ-7）．この理由は，自転車エルゴメータでの運動負荷試験中，運動負荷が強くなると両手でしっかりとハンドルを握り始め，その分，下肢以

図Ⅱ-5 中等度運動と心拍数の関係

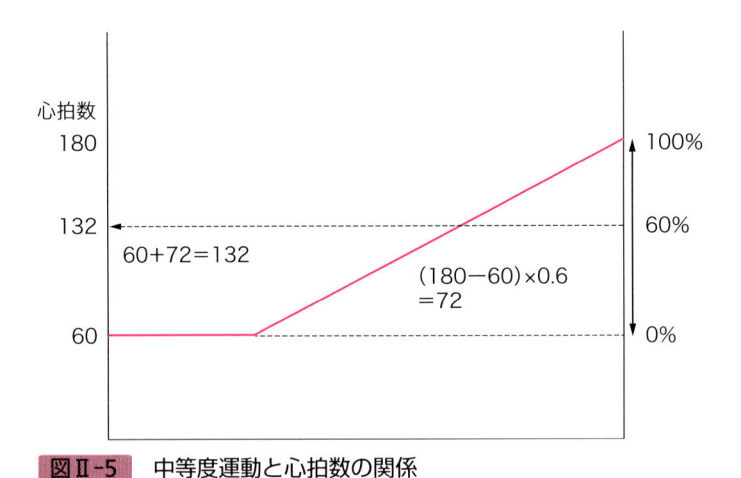

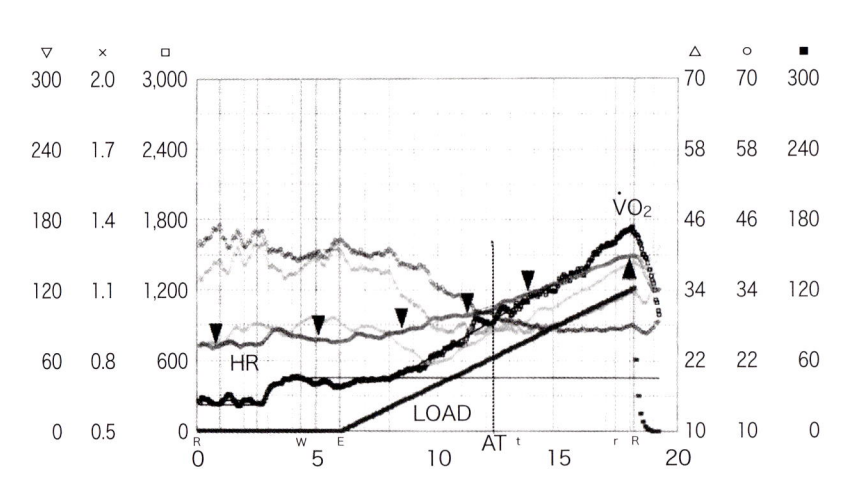

図Ⅱ-6 ランプ負荷試験中に心拍応答が急峻になった例
心拍数（矢頭）の傾きがATを境に急峻になっている．

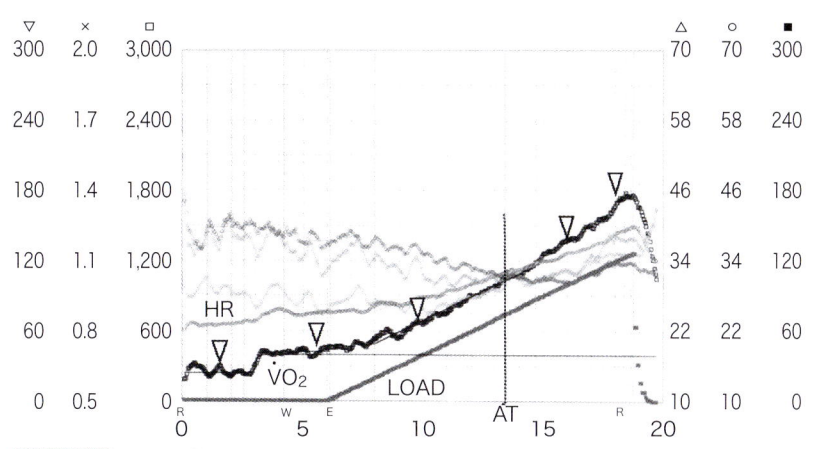

図Ⅱ-7 ランプ負荷試験中に酸素摂取量の増加率が急峻になった例
酸素摂取量（矢頭）の傾きがATを境に急峻になっている．

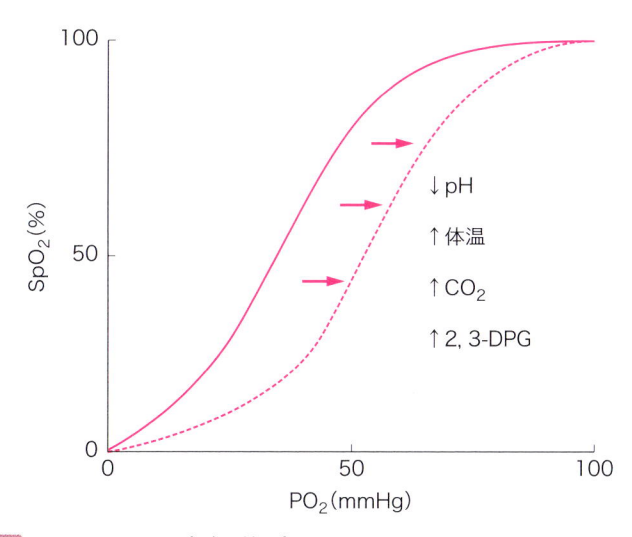

図Ⅱ-8 Bohr effect（ボア効果）
pHが低下したり体温が上昇すると酸素解離曲線は右方にシフトして，酸素を放出しやすくする．

外の骨格筋でも酸素を必要とするようになるからです．また，ATを超えると体が酸性になり始めると同時に体温がやや上昇してBohr effect（図Ⅱ-8）が起こるからです．すると酸素解離曲線が右にシフトして末梢で酸素を放出しやすくなります．体温上昇は，同時に血管も拡張させて末梢組織への酸素供給を増加させます．さらに，肝臓でCoriサイクルという経路が回転し始め，乳酸をブドウ糖に変換して酸素の基質を増加させるのも理由の一つです．このような理由で，$\Delta VO_2 / \Delta WR$が増加するため，それに応じて心拍数も増加します．

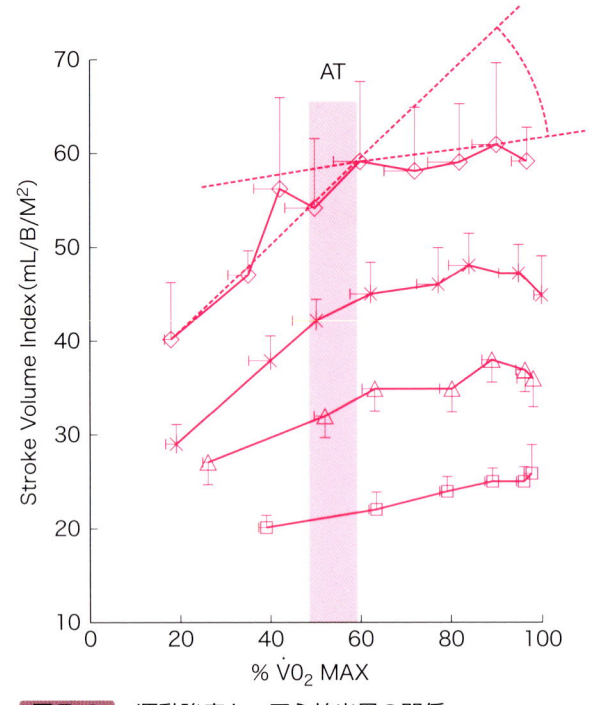

図Ⅱ-9 運動強度と一回心拍出量の関係
安静時の一回心拍出量（SV）が多い程，AT以後，増加率が弱くなる．

　2つ目は，運動中，一回心拍出量（SV；stroke volume）が増加し続けるとは限らず，ATを少し超えたあたりで増加率が減少することがあるからです（図Ⅱ-9）[1]．

　酸素摂取量を直線的に増加させるためには，心拍出量（CO；cardiac output）を連続的に増加させ続ける必要があります．心拍出量（CO）は一回心拍出量（SV）と心拍数の積ですから，一回心拍出量（SV）が頭打ちになった場合には，その分，心拍数の増加率を増やさなければいけなくなるのです．

　健康な人は，一回心拍出量が予測値の100％になって頭打ちになりますが，心疾患患者では予測値の60％とか80％くらいで頭打ちになることがよくあります．それは，拡張障害のある場合（図Ⅱ-10），心筋虚血が出現した場合（図Ⅱ-11），心拍数増加に心収縮応答が間に合わない場合（図Ⅱ-12）[2]，運動中に僧帽弁逆流が増悪した場合，両心室ペーシングが片落ちした場合，CRT-Dによる三尖弁逆流や僧帽弁逆流が増悪した場合（図Ⅱ-13），大動脈弁置換術に用いた弁のサイズが小さい場合などです．

　そのほか，運動中に心拍数が増加しないことがあります．ペースメーカのレートレスポンス機能が不適切な場合です．ペースメーカを植え込んだ直後はレートレスポンスをoffにしていることがよくあります．このような場合，洞結節機能不全症候群にDDDを植え込んだ場合や完全房室ブロックのVVIだと，いくら運動をしてもまったく心拍数が増えません（図Ⅰ-16）．前述のごとく，心拍数が増えないと心拍出量が十分増加しませんので，患者の運動耐容能は著明に低下します．

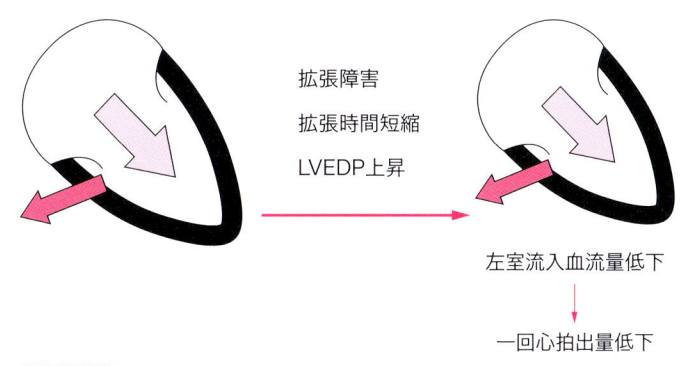

図Ⅱ-10 拡張障害があると一回心拍出量が減少する理由

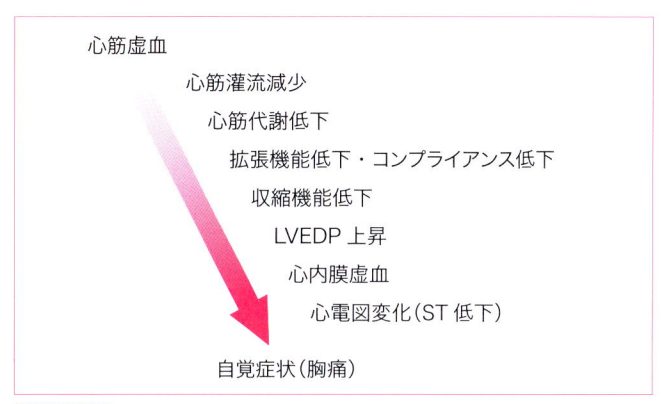

図Ⅱ-11 虚血カスケード
心筋虚血によりSTが低下した時には，すでに心機能は減弱している．

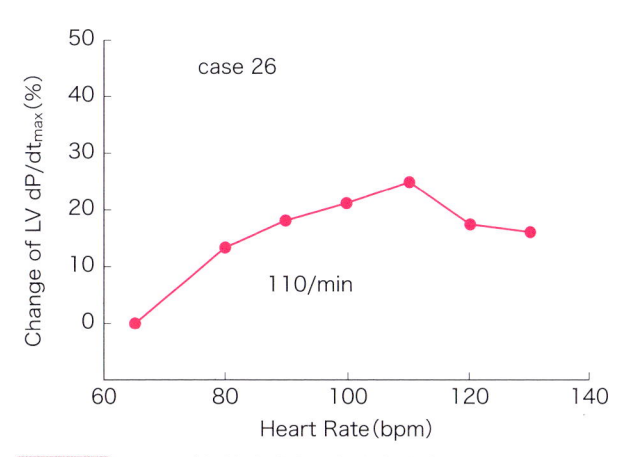

図Ⅱ-12 ランプ負荷試験中の左室収縮能 (LV dP/dt)
HRが110/分以上になるとLV dP/dtが急速に減弱することが示されている．

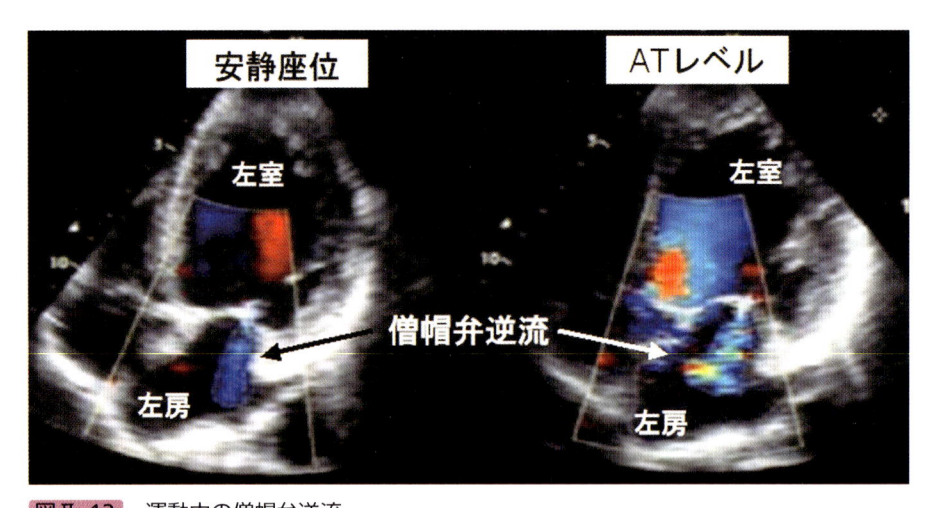

図Ⅱ-13 運動中の僧帽弁逆流
ATレベルの運動中でも僧帽弁逆流が増加することがある.

2 心内圧の変化

　運動中，心内圧は上昇します．運動耐容能が低いほどPAWP（図Ⅱ-14）[3] は上昇し，運動耐容能の低いWeber分類クラスD（表Ⅱ-2）にもなると，最大負荷をかけるとPAWPが40 mmHgにもなってしまいます．また，心肥大を伴うと左室拡張末期圧（LVEDP）も著明に上昇します[4]．ハンドグリップのような等尺性負荷の場合でも，心機能の低い人ほど心仕事率の増加に比べてLVEDPの上昇が著明です（図Ⅱ-15）[5]．

　心不全の場合は，心内圧が上昇しすぎて良いことはありません．PAWPは25 mmHg以上が長時間続くと肺水腫が起り始めます．40 mmHg以上が20分続くと死亡することもあります．ですから，運動耐容能の低い患者を長時間運動させておくことは，中等度の運動強度であっても危険なのです．

　また，最近，心不全患者にレジスタンストレーニングが必須になりつつありますが，心臓リハビリテーションのエントリー時に1RMを求めることは大変危険なことなのです．運動を中断すれば心内圧は速やかに低下しますが，血管の透過性は，一度亢進すると10時間以上持続します．すなわち，無理な運動を心不全患者に強いて，当日の夜から翌朝にかけて心不全が増悪したら，それは運動負荷試験を行った人間の責任なのです．注意しましょう．

　心内圧の上昇は，僧帽弁や三尖弁に逆流のある人にとって，心拍出量増加を妨げる重要な因子です．運動中にLVEDPが上昇すると，左房から左室への流入血流量が十分増加できません．これは，前述した一回心拍出量（SV）増加不全の原因となります．また，ペーシングリードやICDリードのために三尖弁逆流のある人が運動を行って，

その時に肺動脈圧が上昇すると右室から肺動脈への前方心拍出量が十分増加できずに三尖弁逆流が増悪します．左心系への血流量が減るので，これも運動中の一回心拍出量（SV）増加不全の原因になります．

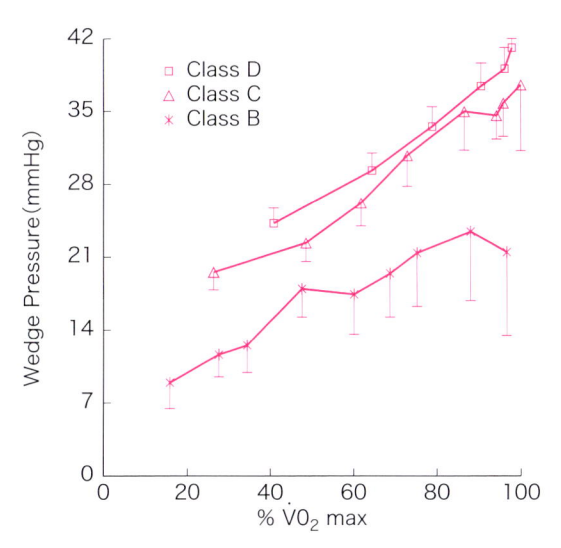

図Ⅱ-14 運動中の肺動脈楔入圧（PAWP）
運動耐容能が低い程，運動中のPAWPの増加は著しい．

表Ⅱ-2 Weber-Janicki 分類

	AT	Peak $\dot{V}O_2$	
Class A	＞14	＞20	none–mild
Class B	11–14	16–20	mild–moderate
Class C	8–11	10–16	moderate–severe
Class D	5–8	6–10	severe
Class E	＜5	＜6	very severe

単位は mL/min/kg

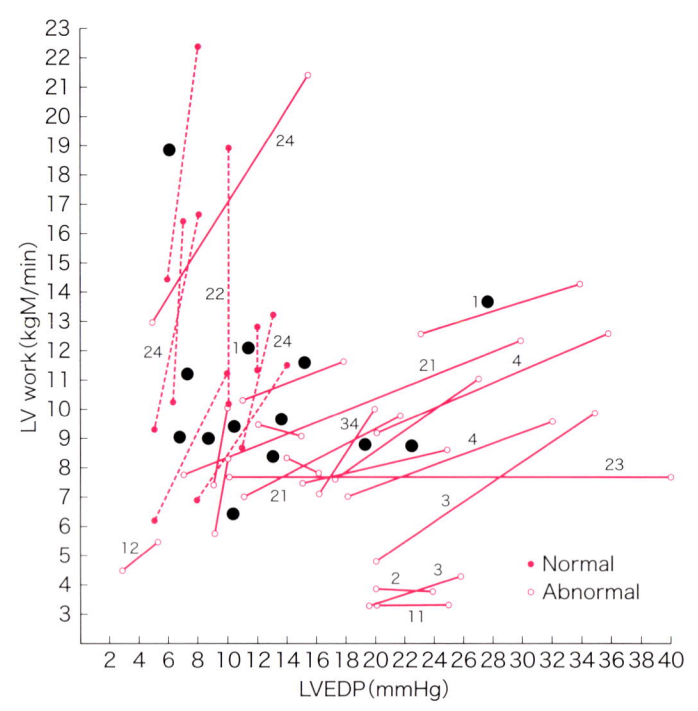

図Ⅱ-15 等尺性負荷試験中の左室仕事率(LV work)と左室拡張末期圧(LVEDP)

心機能が正常(黒丸)だとLVEDP上昇を伴わずに左室仕事率が増加するが,低いと(白丸)LVEDPが上昇しやすくなる.

3 血圧応答

運動中,体血圧も上昇します.運動耐容能の低い人は血圧上昇応答が悪い(図Ⅱ-16)[1]一方,過剰応答を示しても予後は不良です[6].運動負荷試験のガイドラインでは,運動負荷試験の中止基準として収縮期血圧が 250 mmHg と記載されています[7].ということは,最大負荷時には 250 mmHg 程度まで上昇することもありうるということです.

収縮期血圧の正常な応答の目安は表Ⅱ-3 に示すとおりです[8].

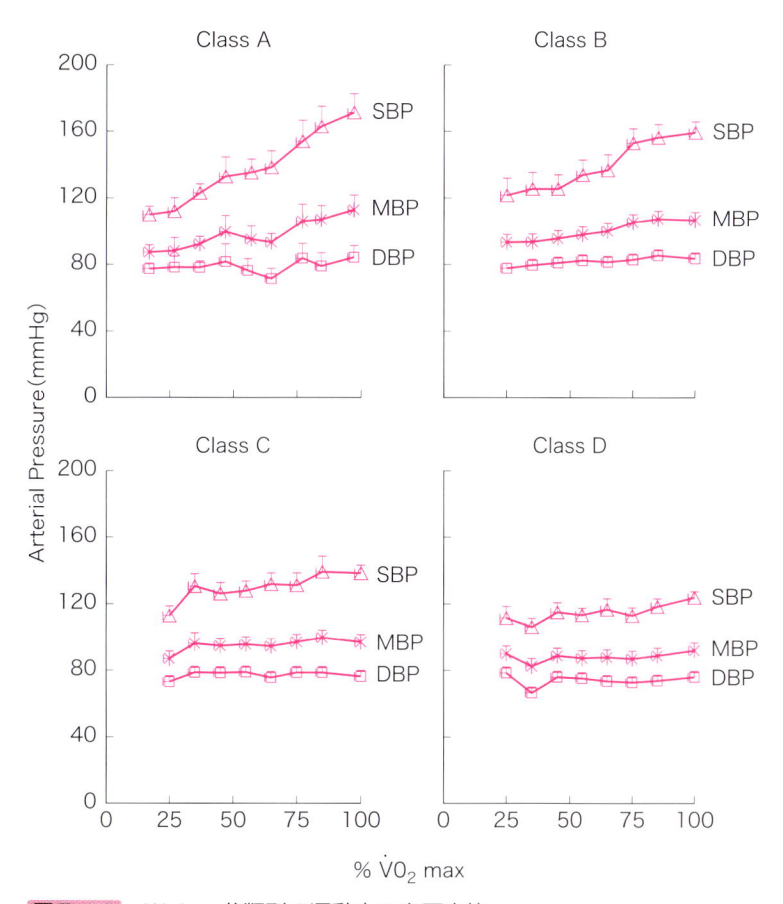

図Ⅱ-16 Weber 分類別の運動中の血圧応答
運動耐容能が低いほど,運動中に血圧は上昇しにくい.
SBP:収縮期血圧,MBP:平均血圧,DBP:拡張期血圧

表Ⅱ-3　トレッドミル運動負荷試験中の血圧応答（文献8を改変）

速度	1.7 mph (2.7 km/h)	2.5 mph (4.0 km/h)	3.4 mph (5.4 km/h)	4.2 mph (6.7 km/h)
角度	10%	12%	14%	16%
心拍数 (n/min)	109.8±9.4	129.1±9.6	159.6±11.9	186.3±8.5
収縮期血圧 (mmHg)	148.8±19.2	162.9±20.5	180.3±22.3	183.2±6.1
酸素摂取量 (mL/min/kg)	17.6±2.0	24.0±2.3	32.5±3.7	46.2±5.3
METs	5.03	6.86	9.29	13.20

4　心臓の拡張性

　運動中，心臓の拡張能は改善します[9]．脈が速くなる状況下で一回心拍出量（SV）を増やすためには，収縮と拡張を素早くしなければならないからです．

　しかし，心拡張能の改善の度合いは，運動耐容能が低下するほど弱くなります（図Ⅱ-17）[10]．つまり，心不全の人は，運動強度が強まって心拍出量を増やしたい時に，十分左心室が拡張できなく，このために一回心拍出量（SV）が十分増加できなくなるのです．

　心筋虚血が出現すると，まず拡張能が低下します（図Ⅱ-11）．ですから，狭心症の場合には，運動中に一回心拍出量（SV）が増加しなくなります（図Ⅱ-18）[11]．

　これに対して，常に拡張能が低下しているのは，左室肥大，心不全，糖尿病などです．漸増運動負荷中，軽い運動中から一回心拍出量（SV）の増加応答が悪く，予測値の100%に達する前にとうとう増加しなくなってしまいます．

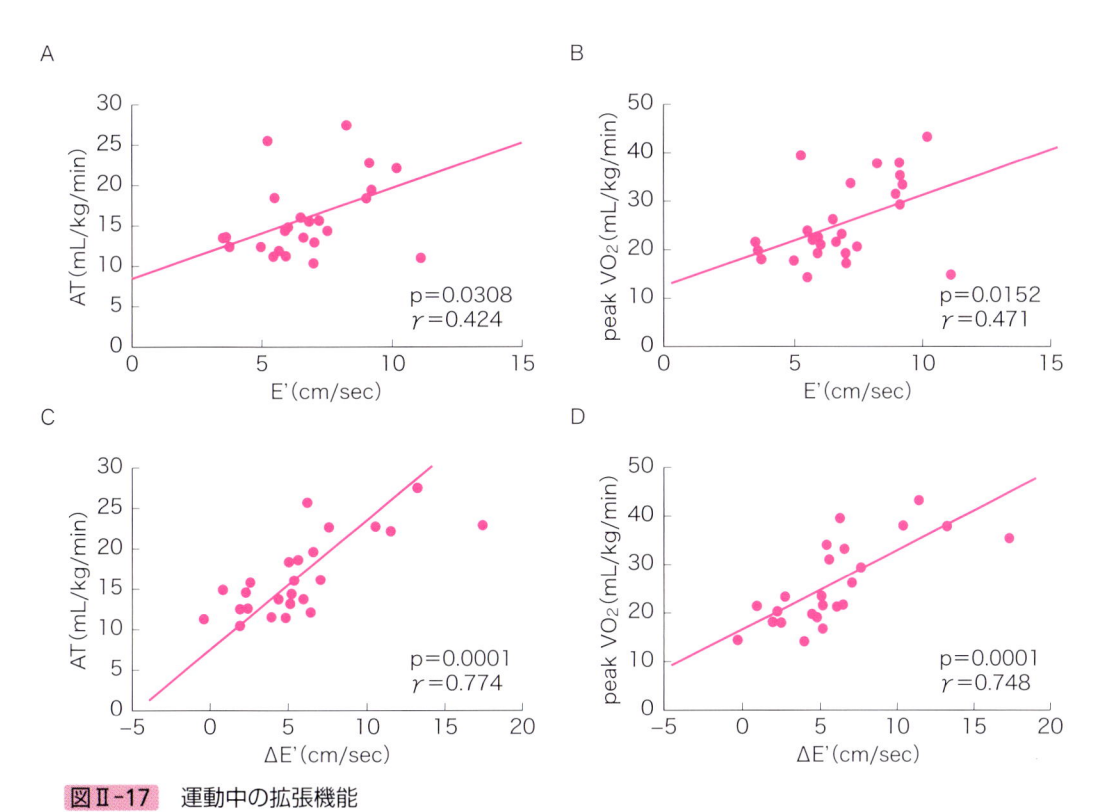

図Ⅱ-17 運動中の拡張機能
組織ドップラ法により自由壁僧帽弁輪部の動き（E'）を観察した検討．運動中，運動耐容能がよい例ほど安静時のE'が大きく（A，B），また運動中の改善（増加）率（C，D）も高い．

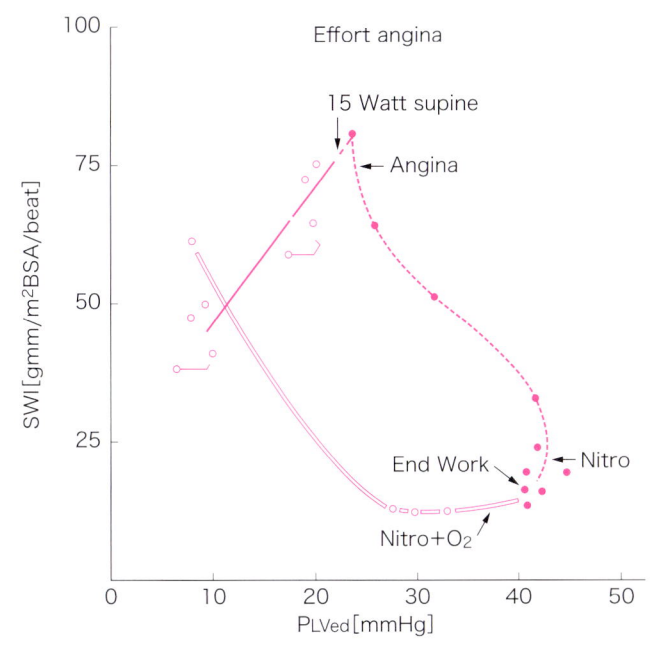

図Ⅱ-18 心筋虚血とSWI（stroke work index；1回心仕事係数）
運動中に心筋虚血が生ずるとSWIが急激に減少する．

5 心臓の収縮性

脈が速くなると，心臓の収縮能も改善します．左室壁の収縮速度を dP/dt で表しますと，dP/dt は最大負荷に至るまで徐々に増加します（図Ⅱ-19）[12]．

しかし，心拍数を徐々に速めていくと dP/dt が突如低下し始めることがあります（図Ⅱ-12）[2]．心拍数が 110 回/分あたりで低下することが多いようです．心拍数 110 回/分というのは，AT レベル近郊であることが多く，AT を超えたあたりで一回心拍出量（SV）増加が頭打ちになる理由の一つとなります．

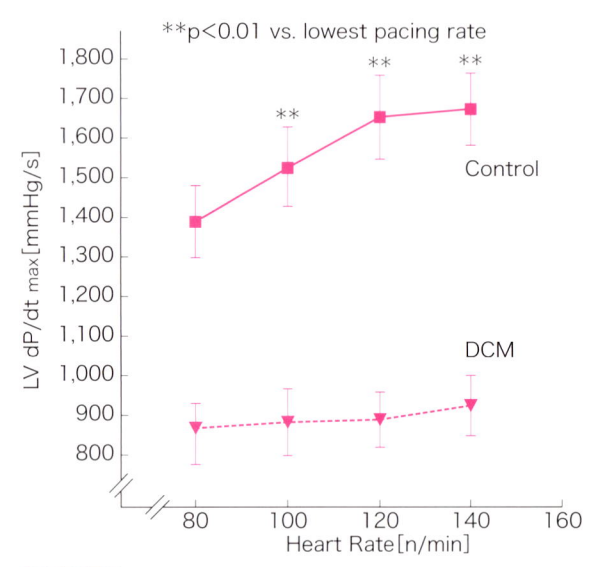

図Ⅱ-19 心拍数と左室収縮率
健常例（Control）に比べて心不全患者（DCM）では，心拍数増加時の左室仕事率（dP/dt）の増加率が悪い．

6　心臓と肺の関係

　運動を開始すると，呼吸は速くなります．健康な人の漸増運動負荷試験中の呼吸パターンは図Ⅱ-20 に示すように，AT レベルあたりまでは一回換気量（TV）が増加し，その後は呼吸回数（RR）が増えて分時換気量（$\dot{V}E$）の増加率を維持しています[13]．

　心臓と肺は一つの胸郭内に存在しているため，肺が大きくなると心臓は大きくなれません．しかし，健康な人では，呼吸が深くなったからといって心臓の拡張が妨げられることはありません．健康な人の最大一回換気量（peak TV）は，最大吸気量（IC; inspiratory capacity）の 70～80％で，深い呼吸になったといっても肺が 100％パンパンになっているわけではないのです．その分，心臓が拡張できるのです．

　しかし，重症肺気腫の場合には最大負荷時に肺が過膨張します．この場合には膨張した肺が心臓の拡張を妨げるものと思われます．ただし，肺気腫の場合，吸気不全や呼気延長，あるいは肺胞低換気による SpO_2 の低下のほうが，より強く病態を悪化させるため，運動中の心拍出量低下は問題にはなりません．

　一方，心不全の場合は「浅く速い呼吸」になるため，運動中に呼吸は深くならず，肺の膨張が心臓の拡張能を邪魔するという現象は起こしません．

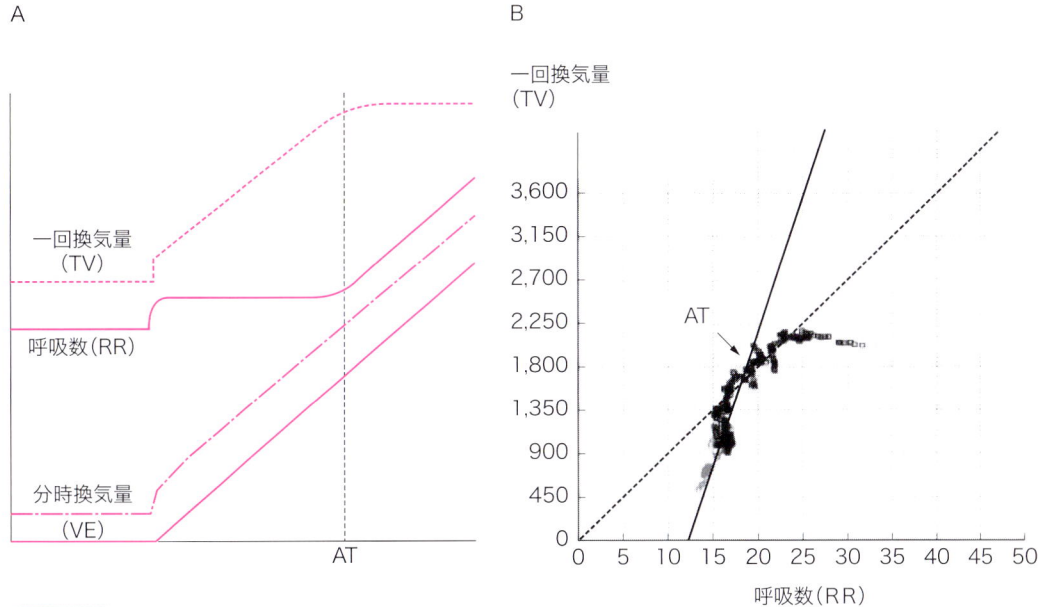

図Ⅱ-20　ランプ運動中の呼吸数（RR）と一回換気量（TV）
ランプ負荷中．中等度までは RR の増加度よりも TV の増加度のほうが多く，TV-RR 関係（図右）は垂直になる．運動強度が中等度以上になると TV は増加できなくなり RR が増加し始める．TV-RR 関係は横ばいになる．

7 運動の強さと心血管系の応答

　以上，運動中の心血管系の応答につき述べてきましたが，運動と一口にいっても，その強さによって心血管系の応答が異なることを，常に意識するようにしておいて下さい．

　また，運動の種類によって，酸素摂取量が一定でも血圧応答が異なることがあるということも重要です．図 II-21 に，Bethesda 会議による酸素摂取量と筋力による運動の分類を示します[14]．この表を用いれば，トレッドミルや自転車エルゴメータ以外のスポーツを運動療法に用いる場合，酸素摂取量の観点のみならず血圧上昇の観点も考慮して指導することができます．スポーツを心臓リハビリテーションに取り入れる場合には考慮してください．

静的要素	A. 軽度 (<40% max O_2)	B. 中等度 (40〜70% max O_2)	C. 高度 (>70% max O_2)
III. 高度 (>50% MVC)	ボブスレー/リュージュ*† 陸上競技フィールド種目(投擲) 体操競技*† 空手/柔道などの武術* セーリング ロッククライミング 水上スキー*† ウェイトリフティング*† ウィンドサーフィン*†	ボディビルディング*† スキー競技(滑降)*† スケートボード*† スノーボード*† レスリング*	ボクシング* カヌー/カヤック 自転車競技*† 陸上競技(10種競技) ボート競技 スピードスケート*† トライアスロン*†
II. 中等度 (<20〜50% MVC)	アーチェリー 自動車レース*† ダイビング*† 馬術競技*† オートバイレース*†	アメリカンフットボール* 陸上競技フィールド種目(ジャンプ) フィギュアスケート* ロデオ競技*† ラグビー* ランニング(短距離) サーフィン*† シンクロナイズドスイミング†	バスケットボール* アイスホッケー* クロスカントリースキー(スケーティングテクニック) ラクロス* ランニング(中距離) 水泳 ハンドボール
I. 軽度 (<20% MVC)	ビリヤード ボーリング クリケット カーリング ゴルフ ライフル射撃	野球/ソフトボール* フェンシング 卓球 バレーボール	バドミントン クロスカントリースキー(クラッシックテクニック) ホッケー* オリエンテーリング 競歩 ラケットボール/スカッシュ ランニング(長距離) サッカー* テニス

動的要素増大 →

図 II-21 Bethesda 会議がまとめた運動種目と心血管応答
max O_2: Maximal oxygen uptake 最大酸素摂取量
MVC: Maximal voluntary contraction 最大随意収縮力
＊：身体衝突の危険性あり
†：失神を起こせば危険性は高まる
I A は最小の総循環器応答（心拍出量と血圧）を示す．III C は最大の総循環器応答を示している．

Reference

1) Weber KT, Janicki JS. Cardiopulmonary exercise testing for evaluation of chronic cardiac failure. Am J Cardiol. 1985; 55: 22A-31A.
2) Inagaki M, Yokota M, Izawa H, et al. Impaired force-frequency relations in patients with hypertensive left ventricular hypertrophy : A possible physiological marker of the transition from physiological to pathological hypertrophy. Circulation. 1999; 99: 1822-30.
3) Weber KT, Kinasewitz GT, Janicki JS, Fishman AP. Oxygen utilization and ventilation during exercise in patients with chronic cardiac failure. Circulation. 1982; 65: 1213-23.
4) Hittinger L, Shannon RP, Kohin S, Manders WT, Kelly P, Vatner SF. Exercise –induced subendocardial dysfunction in dogs with left ventricular hypertrophy. Circ Res. 1990; 66: 329-43.
5) Helfant RH, DeVilla MA, Meister SG. Effect of sustained isometric handgrip exercise on left ventricular performance. Circulation. 1971; 44: 982-93.
6) Mundal R, Kjeldsen SE, Sandvik L, et al. Exercise blood pressure predicts mortality from myocardial infarction. Hypertension. 1996; 27: 324-9.
7) Fletcher GF, Balady GJ, Amsterdam EA, et al. Exercise standards for testing and training. Circulation. 2001; 104: 1694-740.
8) Sotobata I, Shino T, Kondo T, Tsuzuki J. Work intensities of different modes of exercise testing in clinical use. Jpn Circ J. 1979; 43: 161-9.
9) Carroll JD, Hess OM, Hirzel HO, Krayenbuehl HP. Dyanmics of left ventricular filling at rest and during exercise. Circulation. 1983; 68: 59-67.
10) Sekiguchi M, Adachi H, Oshima S, Taniguchi K, Hasegawa A, Kurabayashi M. Effect of changes in left ventricular diastolic function during exercise on exercise tolerance assessed by exercise-stress tissue Doppler echocardiography. Int Heart J. 2009; 50: 763-71.
11) Carlens P, Holmgren A. Left ventricular function curves at rest and during exercise in effort angina. In: Roslamm H and Hahn.CH. editors. Ventricular function at rest and during exercise. Heiderberg, New York: Springer-Verlag Berlin; 1976. p.35.
12) Hasenfuss G, Holubarsch C, Hermann HP, et al. Influence of the force-frequency relationship on haemodynamics and left ventricular function in patients with non-failing hearts and in patients with dilated cardiomyopathy. Eur Heart J. 1994; 15: 164-70.
13) Akaishi S, Adachi H, Oshima S, et al. Relationship between exercise tolerance and TV vs. RR relationship in patients with heart disease. J Cardiol. 2008; 52: 195-201.
14) Maron BJ, Zipes DP, Douglas SD, et al: 36th Bethesda Conference. Eligibility recommendations for competitive athletes with cardiovascular abnormalities. J AM Coll Cardiol. 2005; 45: 1318-75.

III章 心電図の基本

1 基本形

　図III-1 が心電図の基本形です．第II誘導やV₅誘導によくみられる形です．
　QRS のうち，Q や S が存在しないこともあり，その場合は RS 波，R 波，qR 波などと記載します．
　12 誘導心電図は，図III-2 が正常なものです．若い人だと V₁ の T 波が図III-3 のように陰転しています．

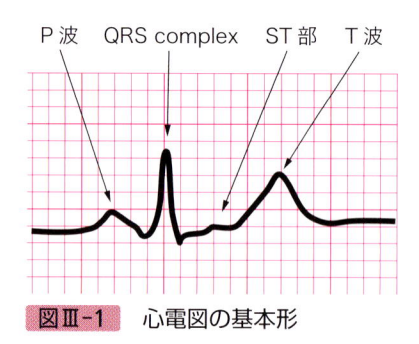

図III-1　心電図の基本形

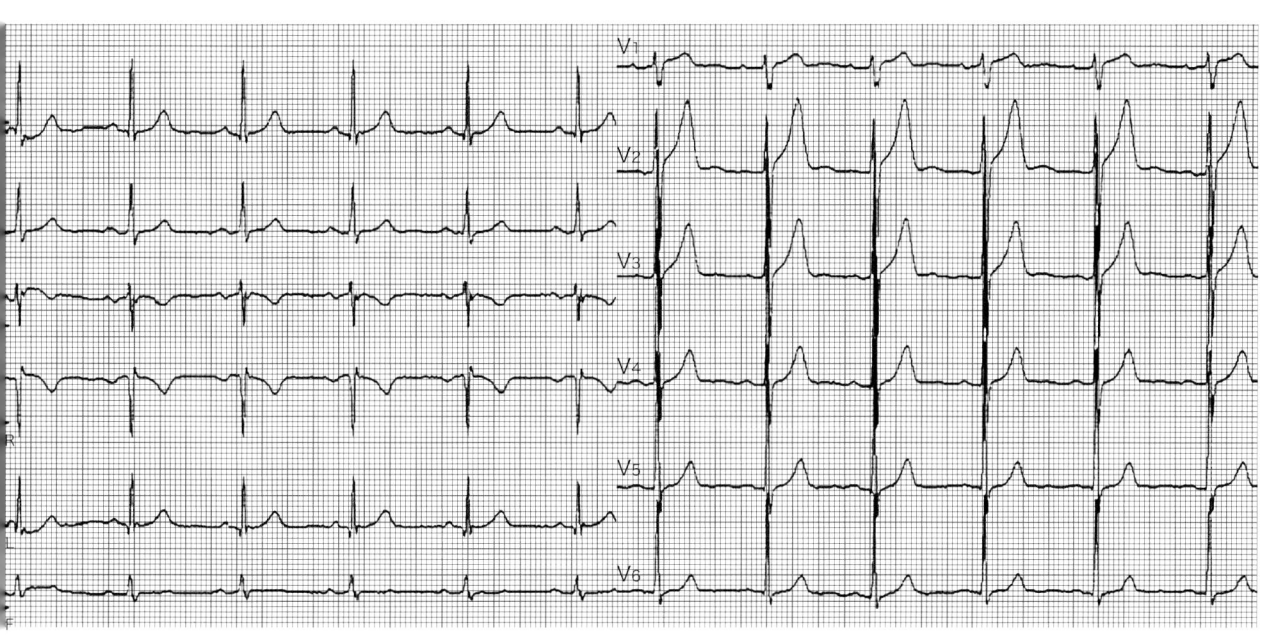

図Ⅲ-2　正常な12誘導心電図

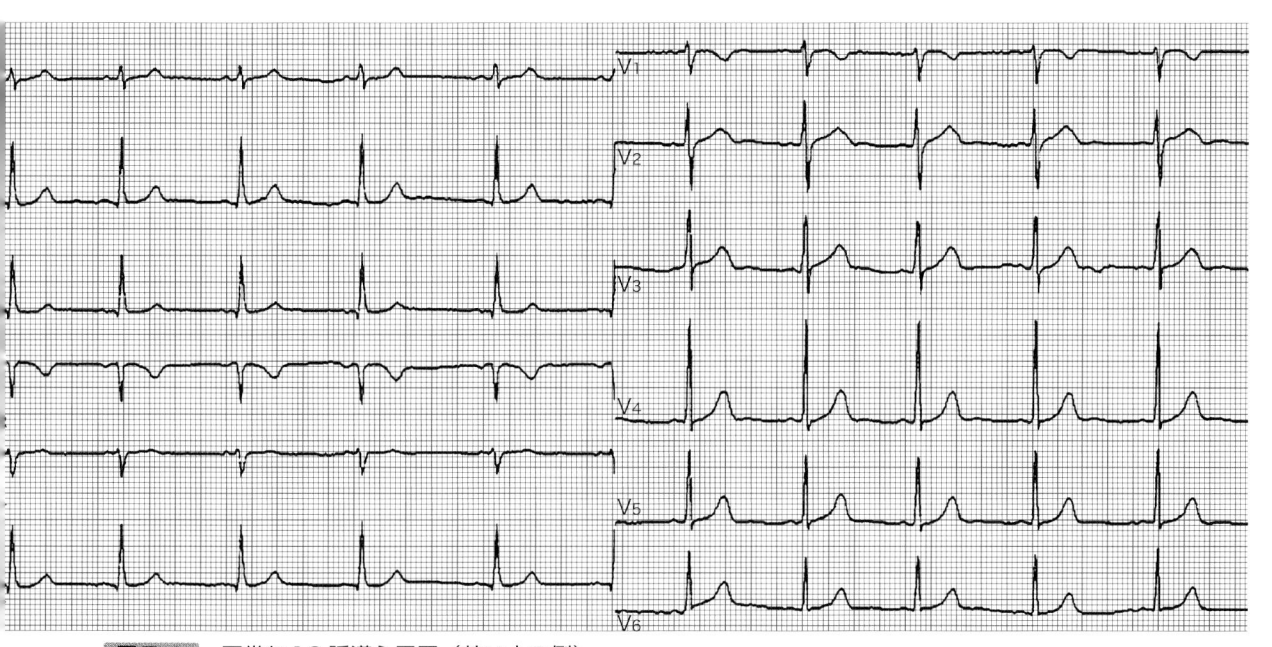

図Ⅲ-3　正常な12誘導心電図（若い人の例）

2 心拍数の読み方

　心拍数は一瞬で大雑把に読めるようになりましょう．図Ⅲ-4の数列を覚えて下さい．RR間隔が5 mmなら心拍数は300, 10 mmなら150, 15 mmなら100．以下，75, 60, 50と続きます．

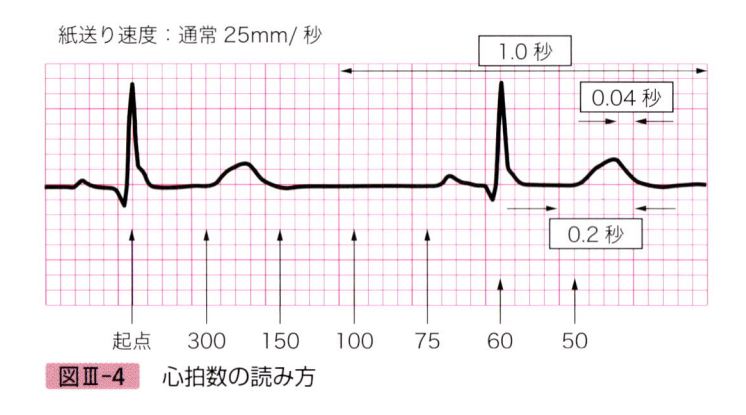

図Ⅲ-4　心拍数の読み方

3 正常値

　表Ⅲ-1にPQ時間，QRS幅，QT時間など，心電図波形の正常値を示します．今，目の前にある心電図が正常ではない場合，以前から異常だったのか，急に異常になったのか確認することが必要です．

表Ⅲ-1 心電図所見の正常値

	秒　あるいは　mV　mm*
PQ時間	0.12-0.20秒 3-5 mm
QRS時間（幅）	0.06-0.10秒 1.5-2.5 mm
QT時間	0.40秒 10 mm
P波の高さ	0.25 mV（Ⅱ誘導） 2.5 mm
SV1 + RV5（6）	3.5 mV（35 mm）以下**
abnormal Q	0.04秒以上，R波の振幅1/4以上（図Ⅲ-5）

*紙送り速度と電位差の高さ設定が通常通り（25mm/秒，10mm = 1mV）の場合
**Sokolowによって提唱された左室肥大の指標の一つ．実際には左室肥大を反映しないとの論文もある[1]．

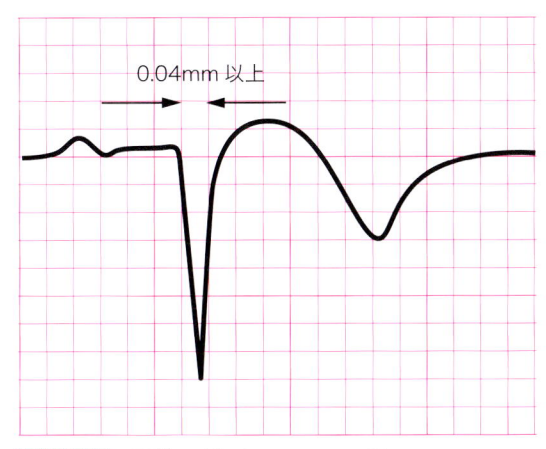

図Ⅲ-5 異常Q波（abnormal Q）

4 リズム異常の読み方 --- Ⅱ誘導に注目 ---

　不整脈をみるためには，P波の有無やRR間隔の規則性，QRSの形に注目します．その観察のためにはⅡ誘導が最適です．モニター心電図を装着するときに，Ⅱ誘導に類似したCM5誘導が多用されるのもそのためです．

　P波については，常にQRSの前に存在するか，時々P波を伴わないQRSが出現するのかがポイントです（表Ⅲ-2）．P波は，前半が右房の興奮，後半が左房の興奮を表しています．

　PQ時間は，延長しているか短縮しているかを観察します（表Ⅲ-3）．

　QRS波形については，常に狭いか，時々変形して幅広くなるか，常に幅が広いかがポイントです（表Ⅲ-4）．

　QT時間は延長しているかどうかをみて下さい（表Ⅲ-5）．

　RR間隔については，規則的かどうか，短縮していないかどうかがポイントです（表Ⅲ-6）．頻脈の鑑別を表Ⅲ-7に示します．

表Ⅲ-2　P波観察のポイント

項目	異常	意義
幅	拡大（ⅠあるいはⅡ誘導で3 mm以上，僧帽性P）（図Ⅲ-6）	左房負荷
高さ	高電位差（肺性P）（図Ⅲ-7）	右房負荷（肺気腫，僧帽弁狭窄症（MS）など肺動脈圧上昇時）
形態	Ⅰ，Ⅱで二峰性，V₁で二相性（図Ⅲ-6） P波後半部の低下（図Ⅲ-8）	左房負荷（MS） 心房梗塞（臨床上，ほとんど何の意味ももたない．見つけたら，あったあったと喜ぶだけのものです．）
	他とは少し異なる波形（P'波）（図Ⅲ-9）	上室性期外収縮

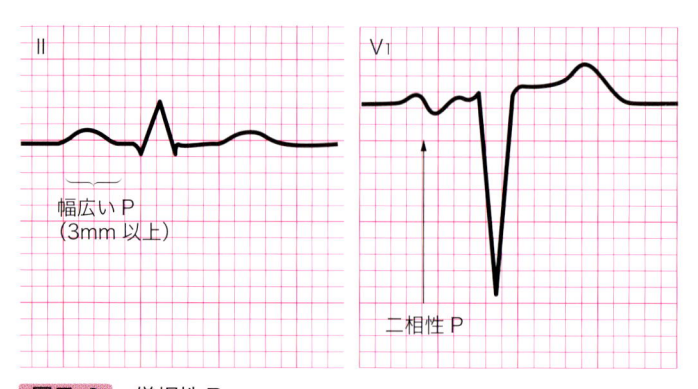

図Ⅲ-6　僧帽性P

Ⅰ，Ⅱ誘導のP波の幅が拡大し，V₁誘導のP波が二相性を示す．
僧帽弁狭窄症・閉鎖不全症などで認められる．

Ⅲ章 心電図の基本 | 47

図Ⅲ-7 肺性P

心エコーにて右室が左室を圧排する位になる（A）とⅡ誘導のP波が高くなり，V₁誘導のP波が二相性になる（B，C）．図は肺血栓塞栓症慢性期の患者の心電図である．

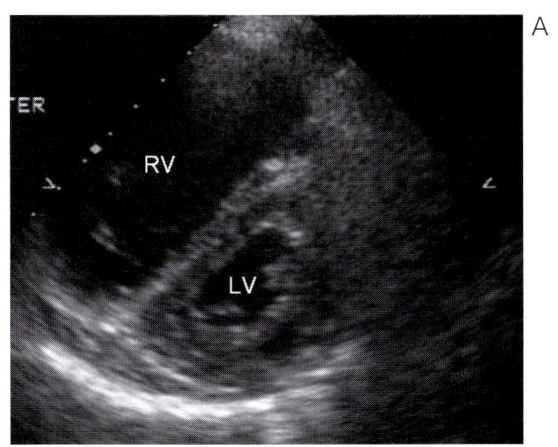

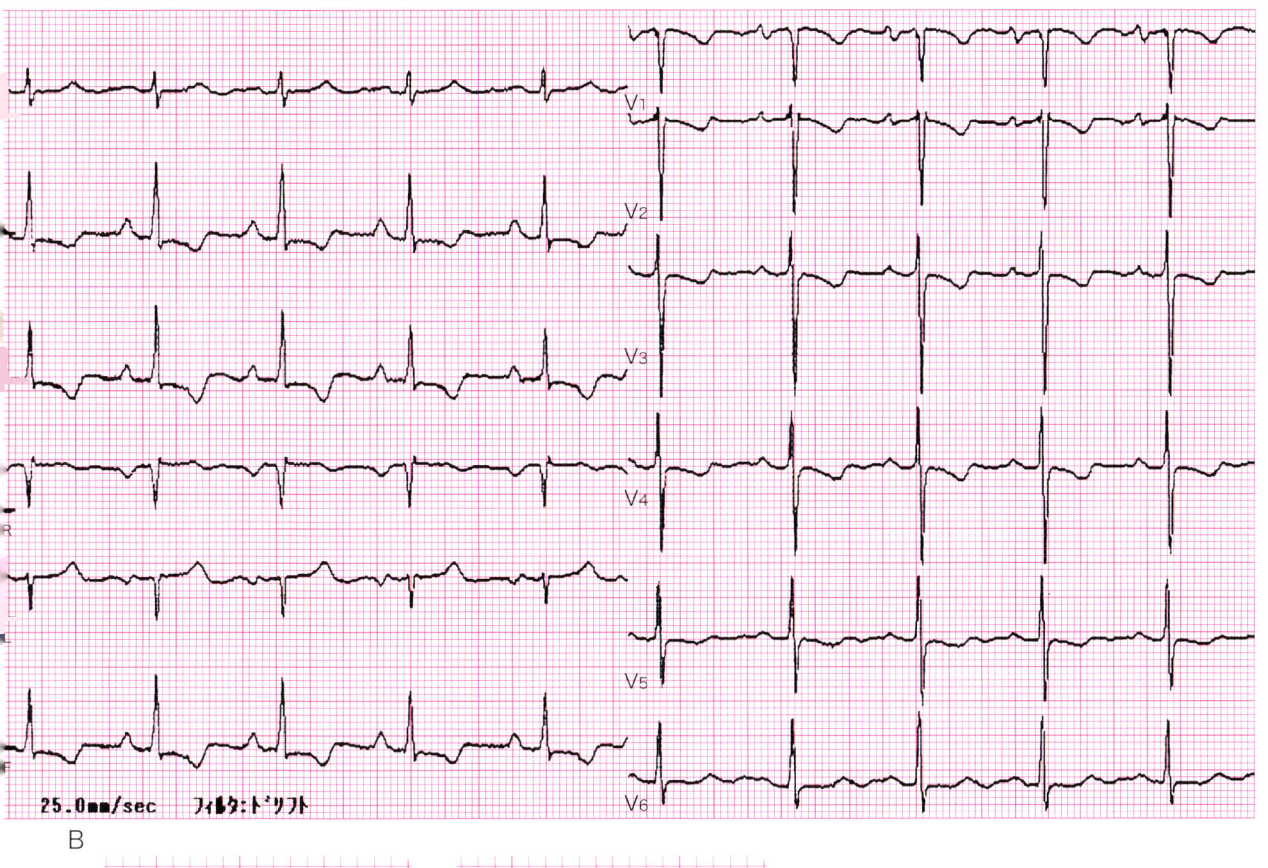

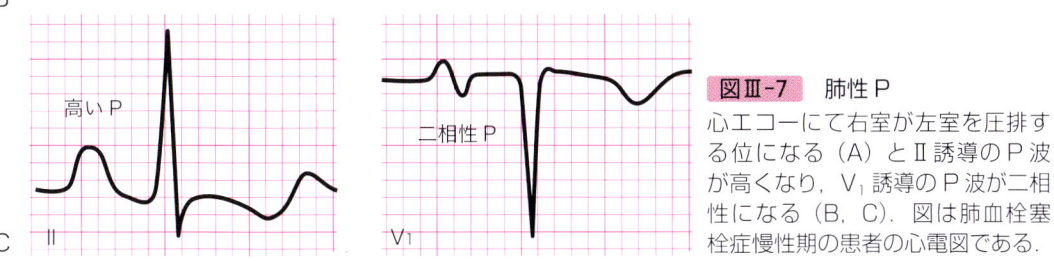

急性期　　　　　　　　　　2日目

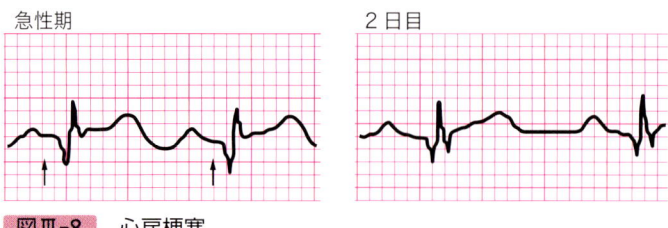

図Ⅲ-8　心房梗塞

P波が基線まで戻らない，あるいは戻るのに時間がかかっている（図左）．回復時（図右）ではP波が基線まで戻るようになっている．

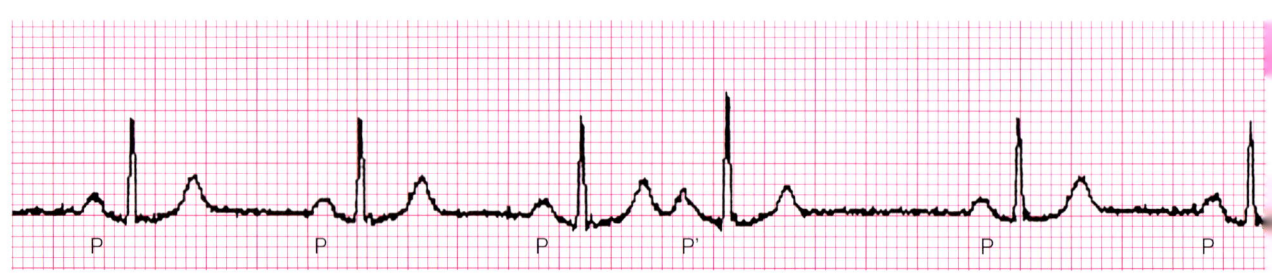

P　　P　　P　　P'　　　　P　　P

図Ⅲ-9　上室性期外収縮（PAC）

通常よりも早いタイミングでいつものP波と少し異なった形態の上向きの小さな波が現れている．P'波とよぶ．

表Ⅲ-3　PQ時間観察のポイント

項目	異常	意義
幅	延長	房室ブロック（図Ⅲ-10）
	短縮	早期興奮症候群 Δ波あり：WPW症候群（図Ⅲ-11） Δ波なし：LGL症候群

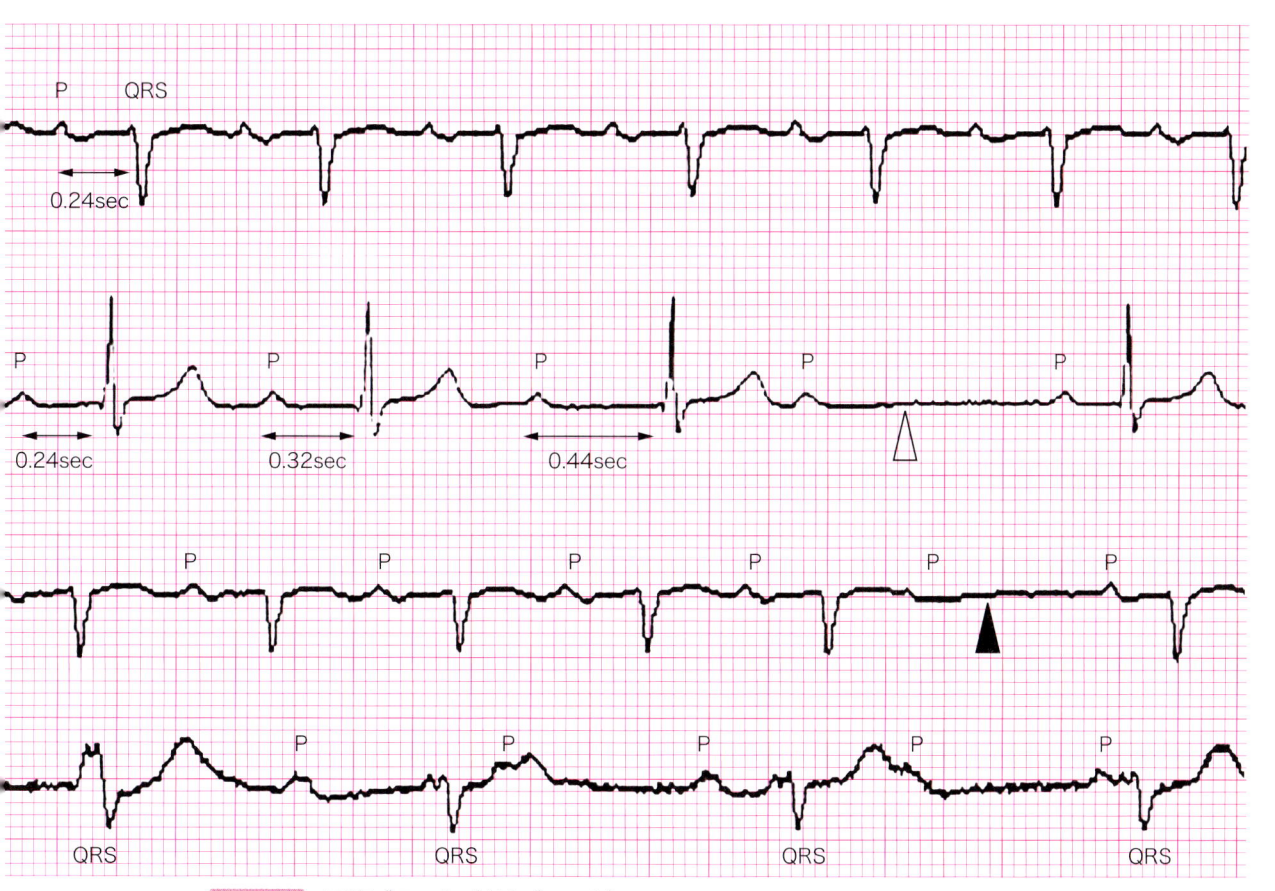

図Ⅲ-10　房室ブロック（AVブロック）

P波とQRS波の関係が崩れた状態を房室ブロックとよぶ．正常のPQ時間よりもやや遅れてQRS波が出現するものをⅠ度房室ブロック（A），徐々にPQ時間が延長し，ついにQRSが出なくなることがあるものをⅡ度房室ブロックのうちのWenckebach型（B）とよぶ．白矢頭の部分のQRS波が欠けている．この2つは運動愛好家に時々認められ，良性のものである．
PQ時間がしばらく一定で，突然QRS波が欠落する（黒印頭部分）ものをⅡ度房室ブロックのうち，Mobitz型とよぶ（C）．
房室興奮（P波）と心室興奮（QRS波）との関連が完全に失われたものを完全房室ブロックとよぶ（D），後者2タイプはペースメーカ挿入の適応となる．

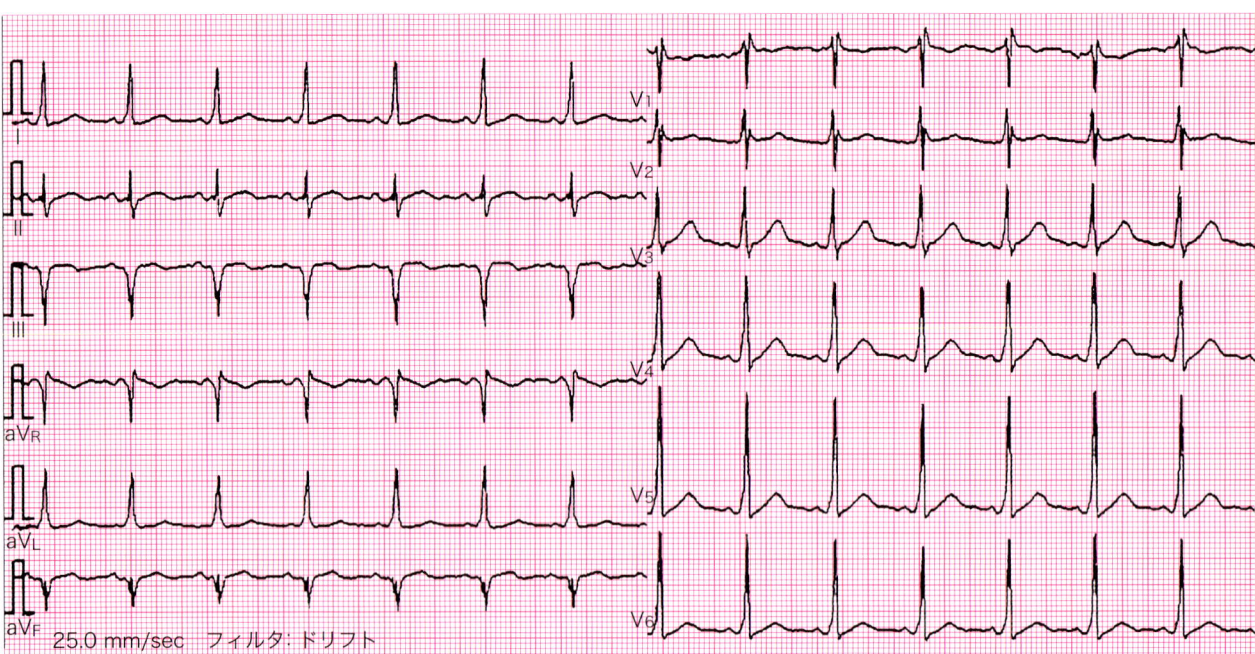

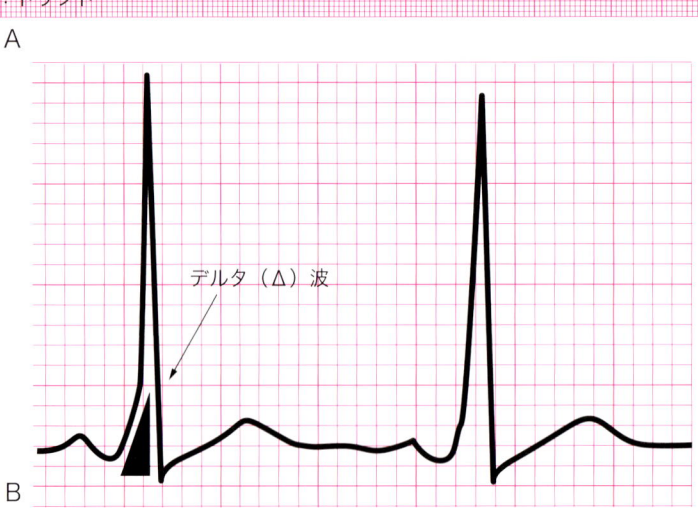

図Ⅲ-11 WPW 症候群

QRS 波初期の立ち上がりが遅く，心電図上，QRS 波にΔ波が認められるもの．通常，心房からの電気興奮は房室結節以外は通過できないが，WPW 症候群ではケント束という通電性の高い異常な線維束が心房と心室を結んでいるため，房室結節を通過するよりも先にケント束を電気が通過してしまう．そのためにΔ波という形が形成される（B）．早期興奮症候群ともよばれる．

表Ⅲ-4　QRS波観察のポイント

項目	異常	意義（代表疾患）
幅	拡大	脚ブロック（図Ⅲ-12） 心室性期外収縮（図Ⅲ-13） 上室性期外収縮変行伝導（図Ⅲ-14） 心室頻拍（図Ⅲ-15） 心室細動（図Ⅲ-16） 高K血症*（図Ⅲ-17A）
高さ	高電位差	左室肥大（AS，HHD 図Ⅲ-18） 左室拡大（AR 図Ⅲ-19）

*K. 6.5mEq/L以上なので，心リハの現場で見ることはありません．

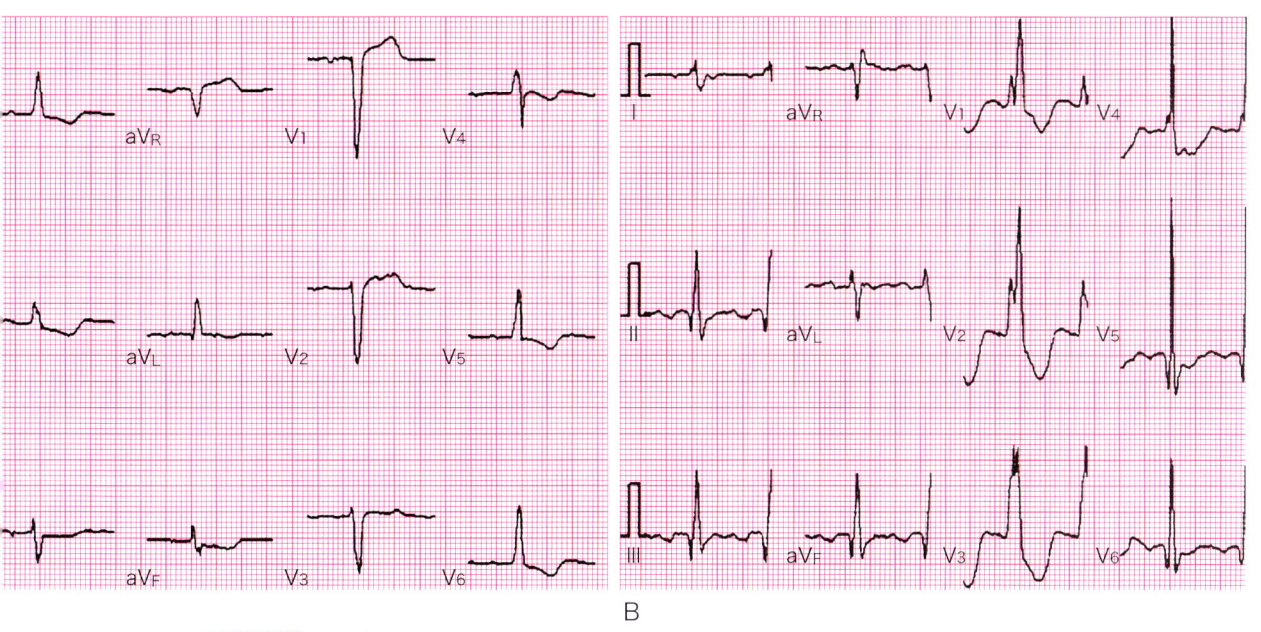

図Ⅲ-12　脚ブロック

Aが左脚ブロック，Bが右脚ブロック．左脚ブロックではV₆誘導のq波が存在しない．右脚ブロックではV₁誘導において二峰性のR波（RR'波）と陰性T波が認められる．Ⅱ誘導やV₅誘導では一見QRS幅が正常にみえるため，モニター心電図では見逃されることがある．

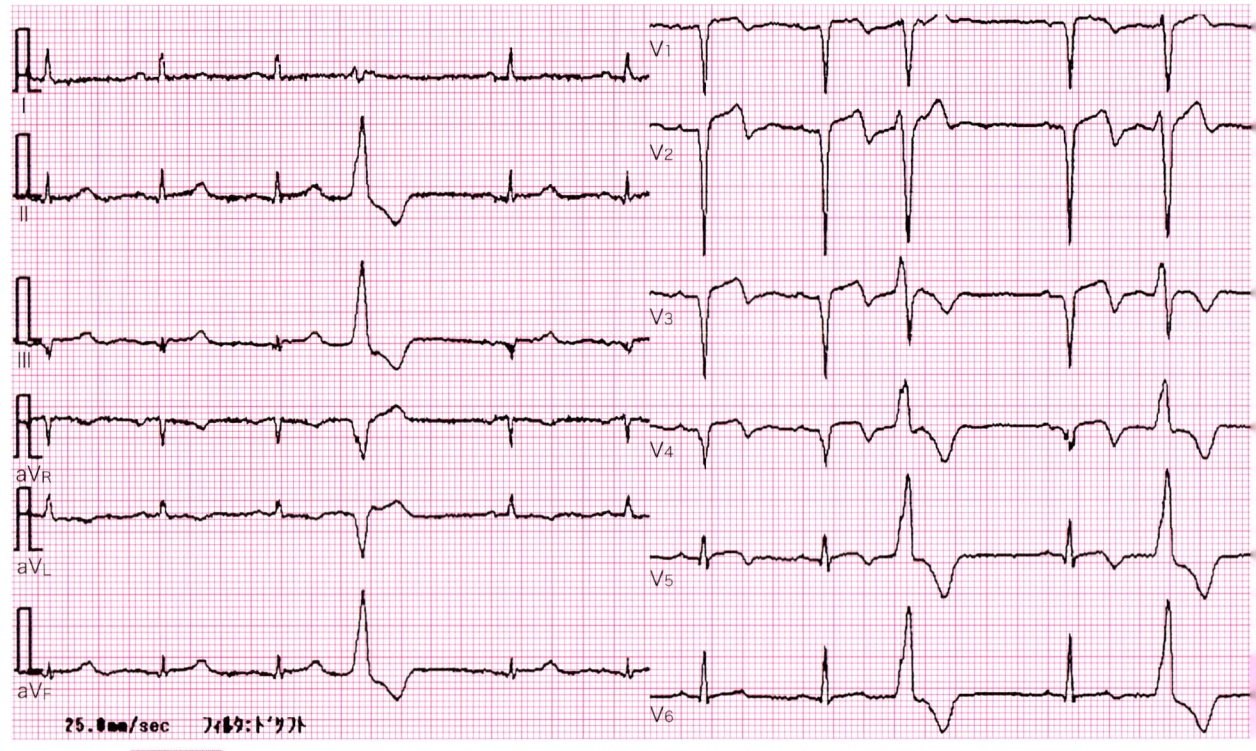

図Ⅲ-13 心室性期外収縮（PVC）

PVC は wide QRS とそれとは反対方向に向かう T 波を伴う．洞調律の間に入り込むこともあるが，洞調律1回分を阻害することもある．PVC が挟まっている洞調律の間隔は，通常のリズムの2倍になる．

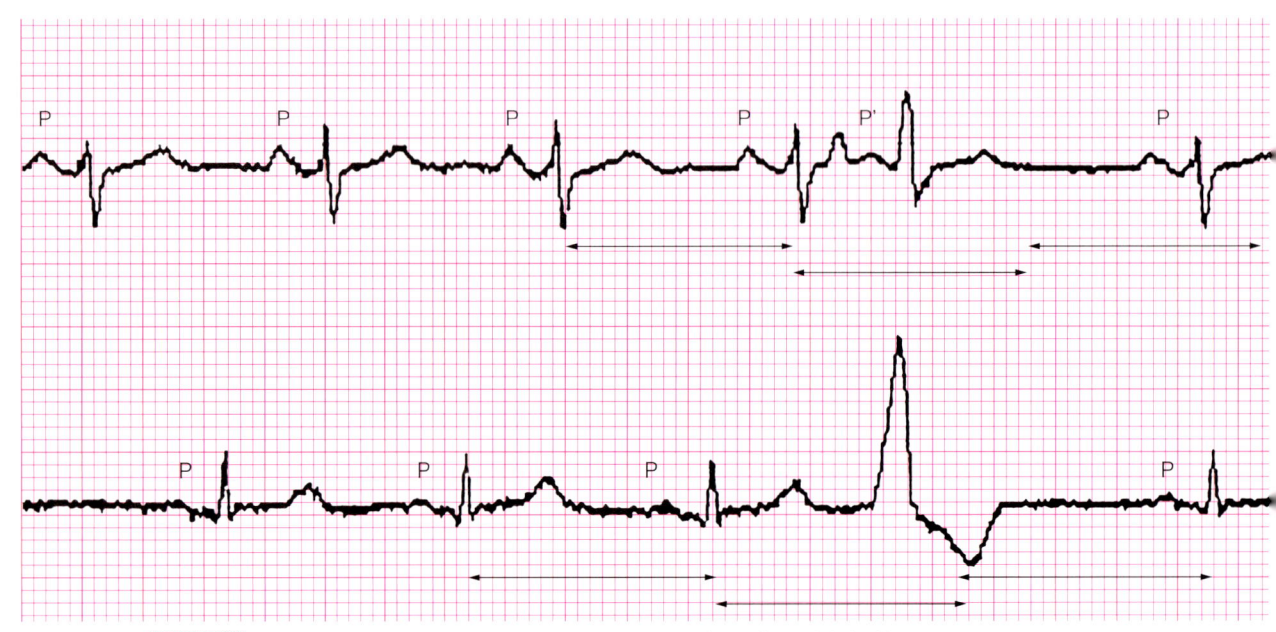

図Ⅲ-14 心室性期外収縮（PVC）と上室性期外収縮（PAC）の変行伝導

PAC の変行伝導（aberrant conduction）と PVC を示してある．ともに wide QRS であるが，PAC 変行伝導（上段）の場合は wide QRS beat の前に，先行する P' 波が存在する．また，wide QRS beat を挟む洞調律の間隔は通常の2倍よりもやや短くなる．PVC（下段）は先行する P 波がなく，前後の洞調律の間隔は通常の2倍である．

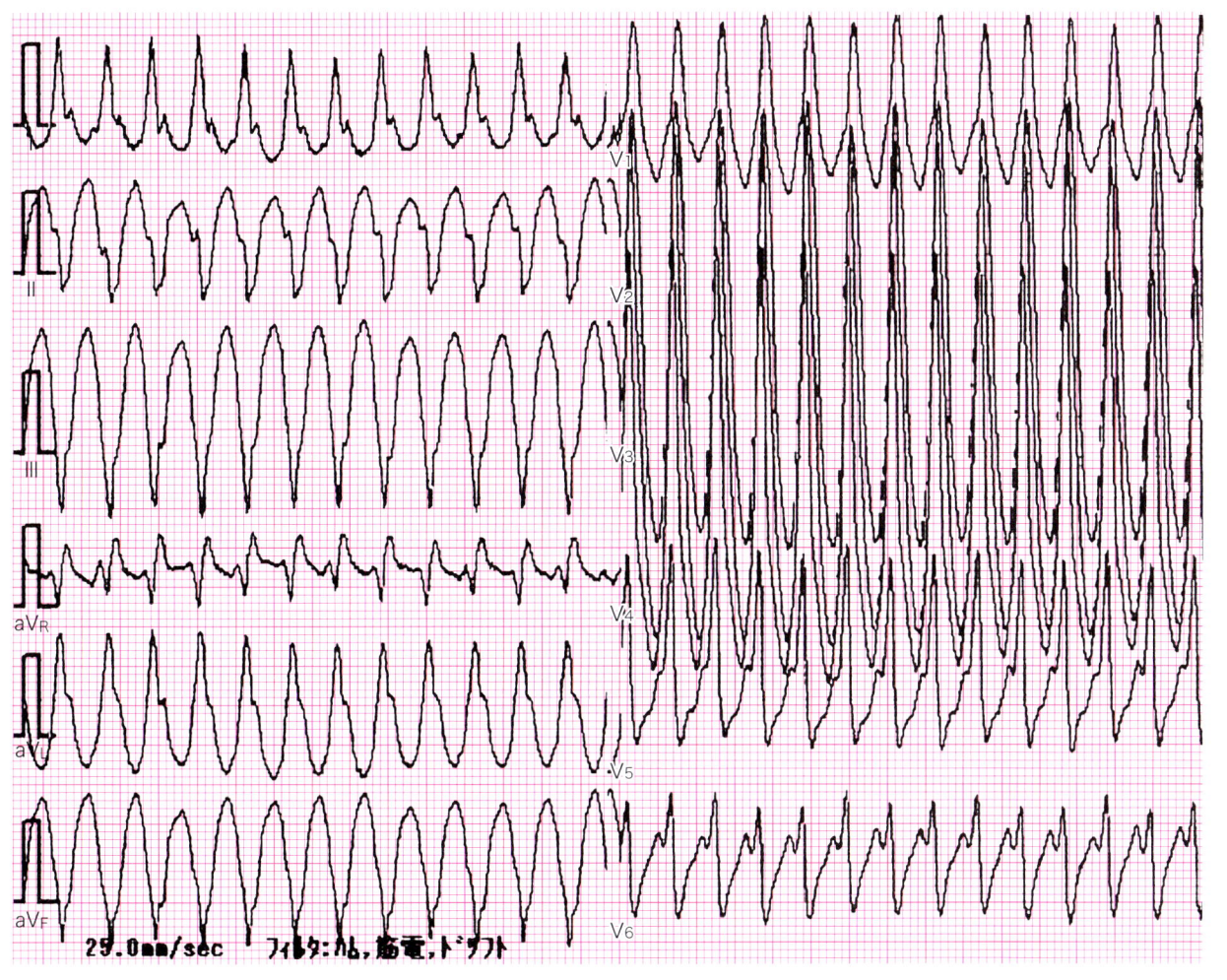

図Ⅲ-15　心室頻拍（VT）
PVC3 連発異常を VT とよぶ．wide QRS がほぼ規則的に連発する．QRS とは別に P 波が規則的に読み取れることもある．

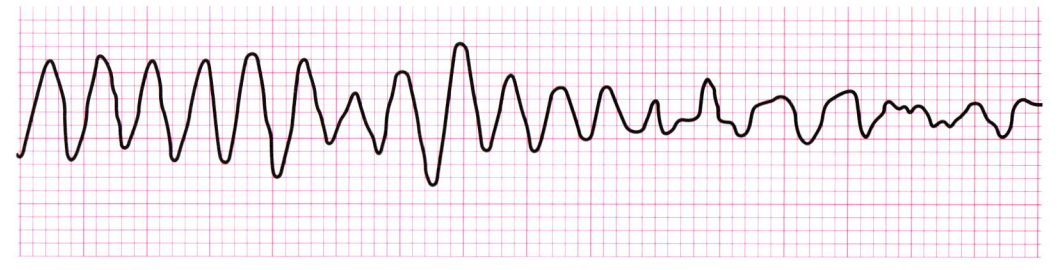

図Ⅲ-16 心室細動（Vf）
高さも幅も不規則な wide QRS 波が連続して出現している.

A 高カリウム血症

6.5mEq/L 以上
テント状 T

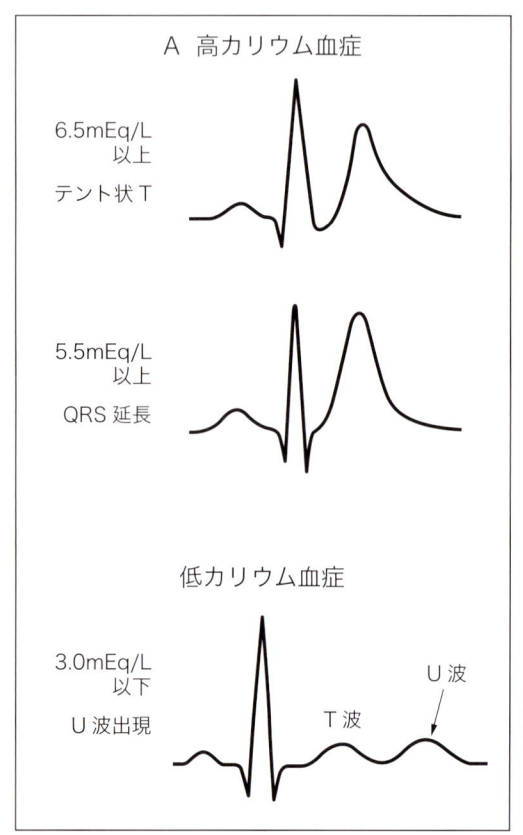

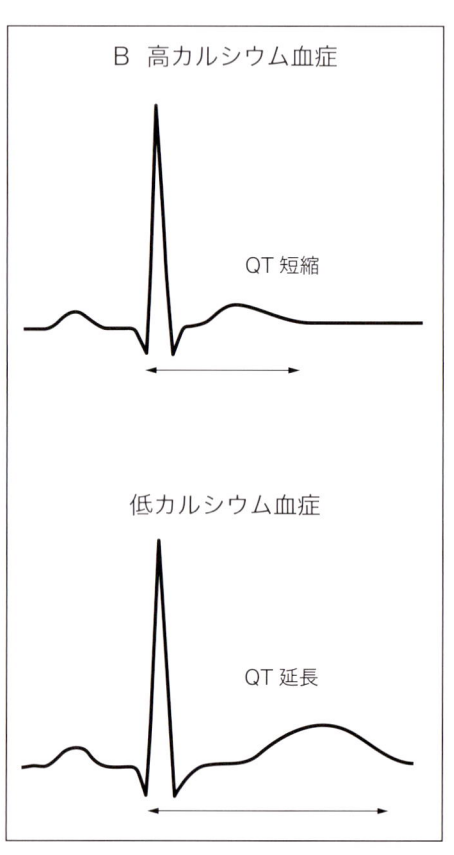

5.5mEq/L 以上
QRS 延長

低カリウム血症

3.0mEq/L 以下
U 波出現

T 波　U 波

B 高カルシウム血症

QT 短縮

低カルシウム血症

QT 延長

図Ⅲ-17 電解質異常
A は血清カリウム（K）値異常．B は血清カルシウム（Ca）値異常．

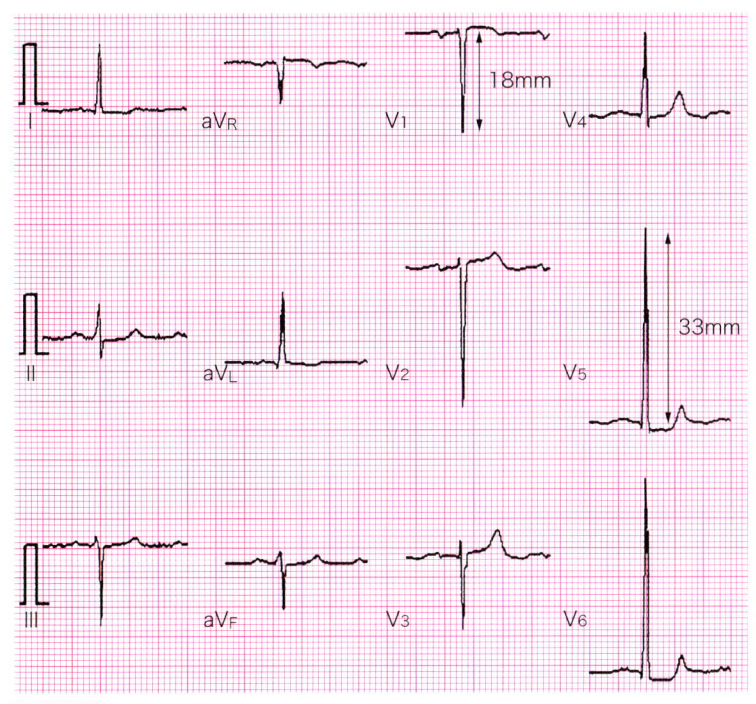

図Ⅲ-18　左室肥大
大動脈弁狭窄症（AS）や高血圧性心臓病（HHD），肥大型心筋症（HCM）では高電位差とST低下が認められる．

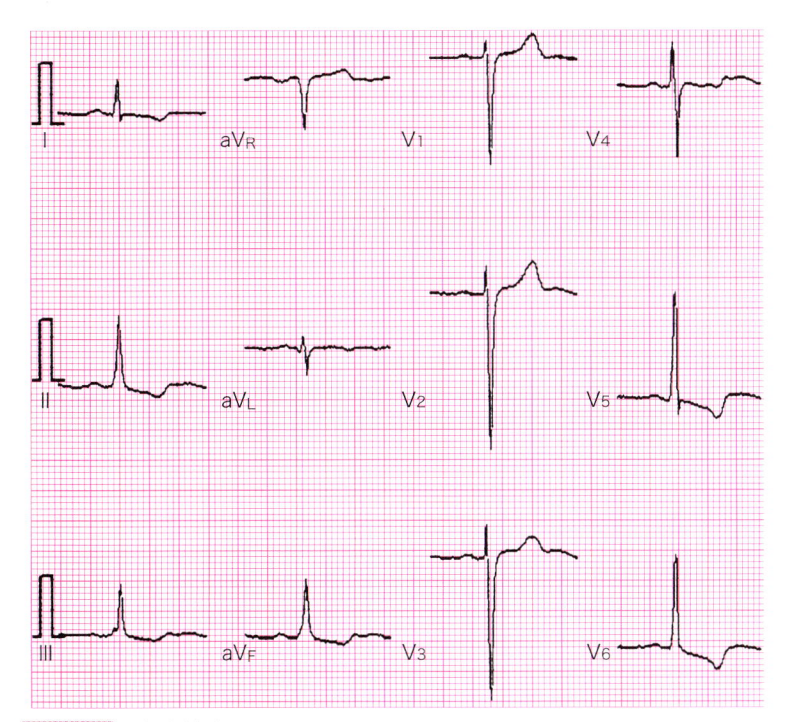

図Ⅲ-19　左室拡大
大動脈弁閉鎖不全症（AR）では著明な高電位差を認め，移行帯（R波高＜S波高がR＞Sになる誘導）前後でのR/S比の変化が突然であることが多い．

表Ⅲ-5 QT時間観察のポイント

項目	異常	意義
延長	抗不整脈薬服薬中	Ⅲ群，ソタコール，シンビットなど（図Ⅲ-20）
	先天性	Romano–Ward 症候群など
	低 Ca 血症（図Ⅲ-17B）	
短縮	高 Ca 血症（図Ⅲ-17B）	

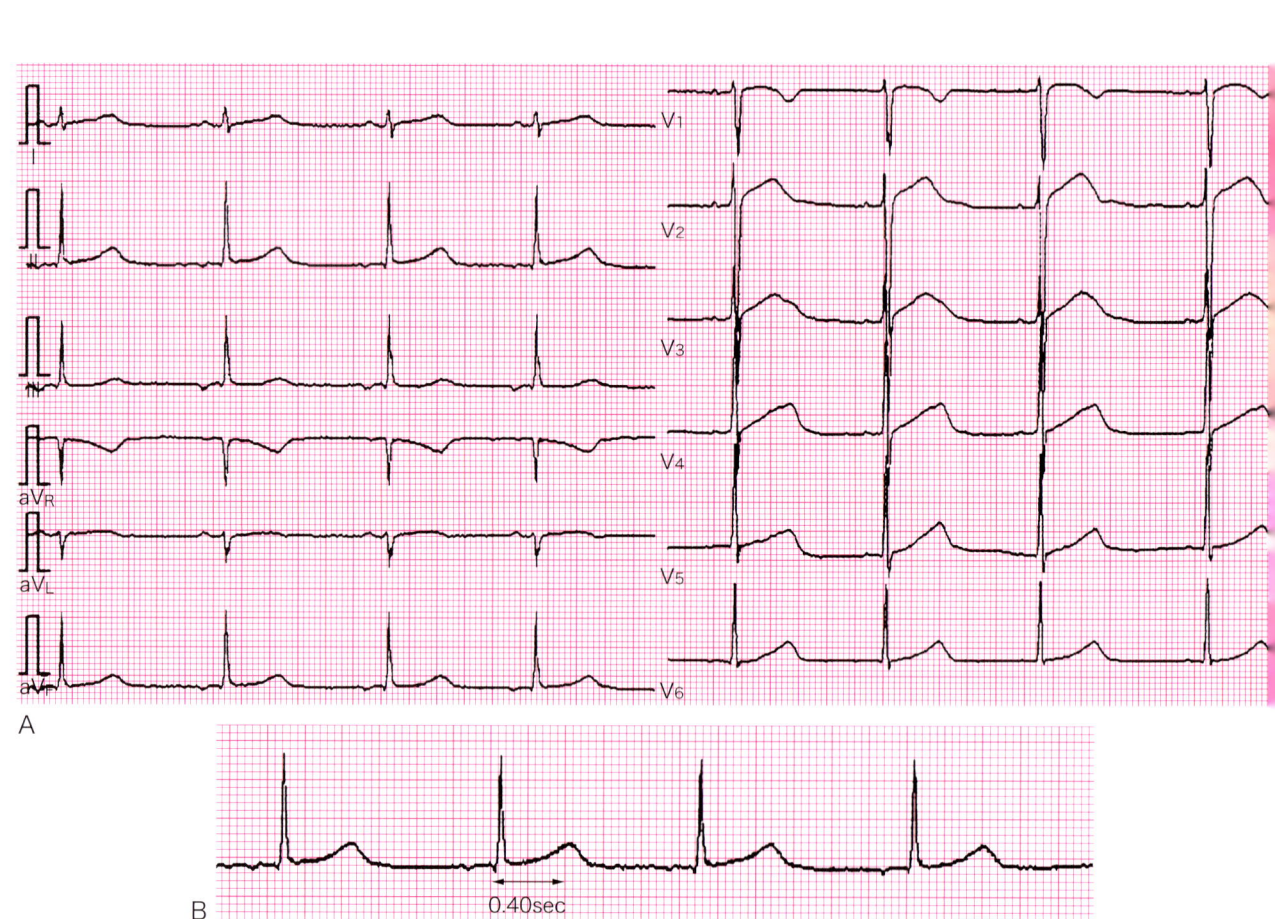

図Ⅲ-20 QT 延長

症例はサンリズムにより QT が延長した例．QT 時間は心拍数により補正する必要がある（Bazett の式：QTc = QT 時間/$\sqrt{RR}$）が，一般的には 0.4 秒（10 mm）を目安にして良い．

表Ⅲ-6　RR 間隔観察のポイント

RR 間隔	異常	意義
規則性	不規則	心房細動（図Ⅲ-21） 心室細動（図Ⅲ-16） 心室性期外収縮頻発（図Ⅲ-13） 上室性期外収縮頻発 洞機能不全症候群（図Ⅲ-22）
短縮・延長	頻脈	洞性頻脈（図Ⅲ-23） 頻脈性心房細動（図Ⅲ-24） 心房粗動（1:1, 2:1, 3:1）（図Ⅲ-25） PSVT（図Ⅲ-26） 心房頻拍（AT，図Ⅲ-27） 心室頻拍（図Ⅲ-15） 心室細動（図Ⅲ-16）
	徐脈	洞性徐脈（図Ⅲ-28） 徐脈性心房細動（図Ⅲ-29） 洞機能不全症候群（図Ⅲ-22）

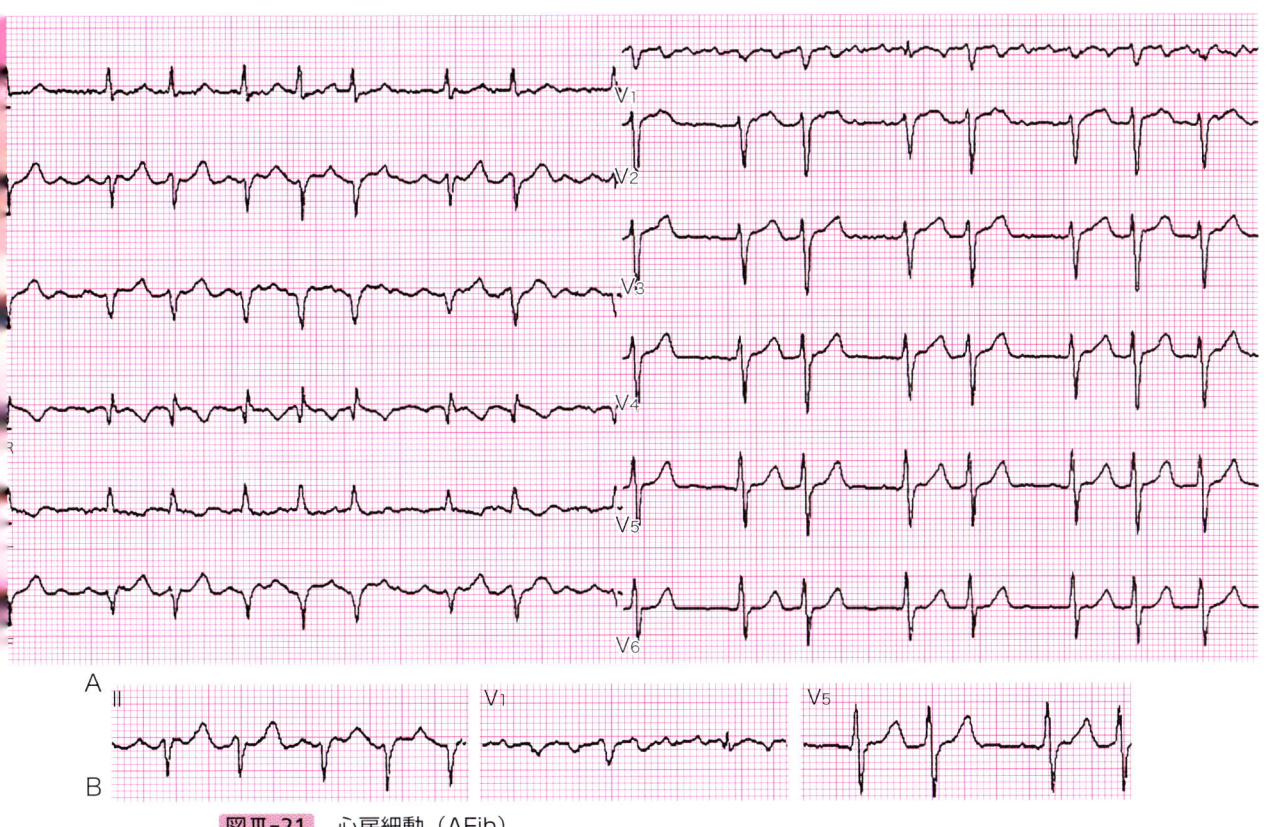

図Ⅲ-21　心房細動（AFib）
RR 間隔が絶対的に不整で P 波がなく f 波とよばれる不規則な小さな揺れが記録される．QRS 幅は狭いことが多いが，直前の QRS に近いとやや拡大する．f 波ははっきりと記録される誘導とされない誘導とがある（B）．

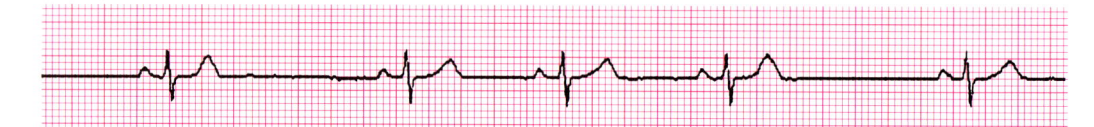

図Ⅲ-22 洞機能不全症候群（SSS）
洞結節の調律が早まったりゆっくりになったりする．narrow QRS 波が徐脈と頻脈を繰り返すことが多い．図は narrow QRS が不規則で心房細動のようにみえるが，はっきりと P 波が存在しているため SSS であるとわかる．
呼吸性に速くなったりゆっくりになったりする場合，洞性不整脈あるいは SSS とされることもあるが，リズムの変化が規則的な場合には SSS とはしない．

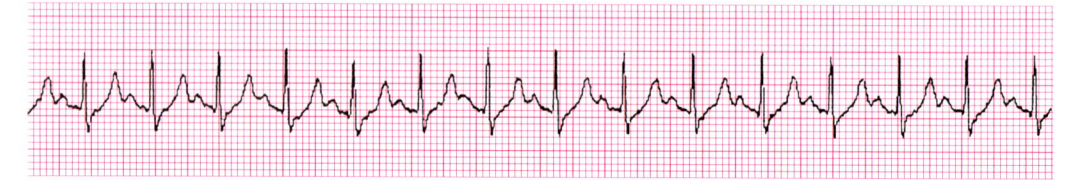

図Ⅲ-23 洞性頻脈（sinus tachycardia）
P と QRS を 1：1 に伴った電位が 100 回 / 分以上のリズムで記録されている．
徐々に速くなり，徐々にゆっくりとなる．

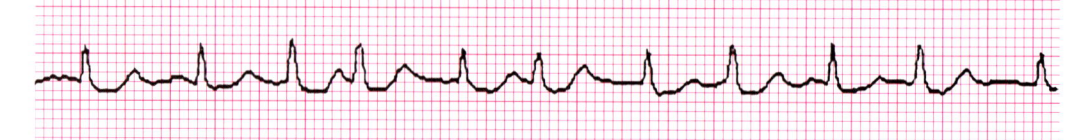

図Ⅲ-24 頻脈性心房細動（AFib tachycardia）
P 波を伴わない QRS が不規則に並び，100 回 / 分以上の頻脈となっている．

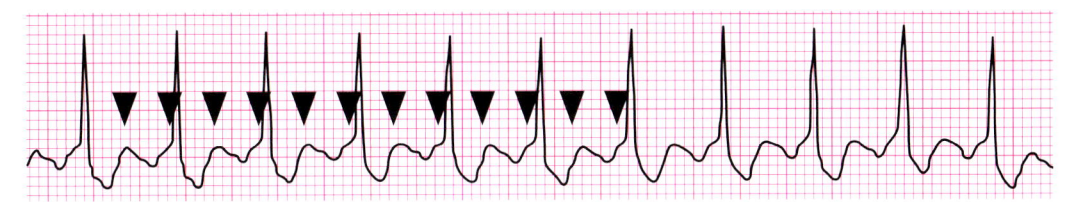

図Ⅲ-25 心房粗動（AFL）
基線はなくP波もない．代わりにのこぎりの歯のようなF波（鋸歯状波）が存在する．鋸歯状波1回にQRS1回（1:1），2回に1回（2:1），3回に1回（3:1）の場合には心拍数がそれぞれ300回/分，150回/分，100回/分となり頻脈を呈する．4:1なら75回/分となる．ワソランやβブロッカーを使用している場合はF波が少しゆっくりになる．図は2:1伝導の例．

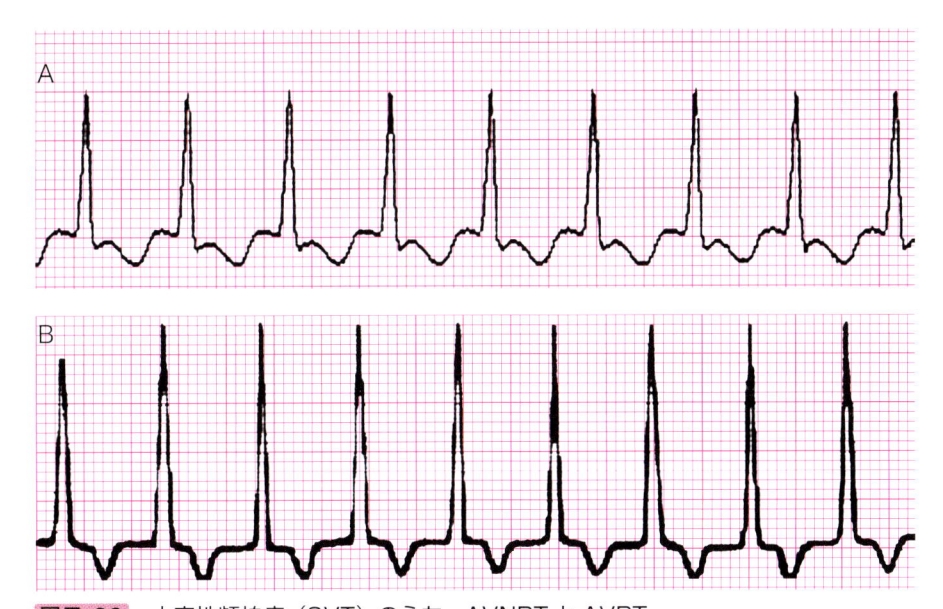

図Ⅲ-26 上室性頻拍症（SVT）のうち，AVNRTとAVRT
AはAVNRT（房室結節リエントリー性頻拍）．房室結節近傍に形成された電気回路を電気刺激が周回（リエントリー）するために生ずる．narrow QRS（実際にはやや幅広のことも多い）でP波はQRS波の直後に存在する．
BはAVRT（房室リエントリー性頻拍）．房室結節とケント束とで回路が形成され，電気刺激が周回する．順行性ではnarrow QRSとなり，逆行性ではD波を伴うwide QRSとなる．

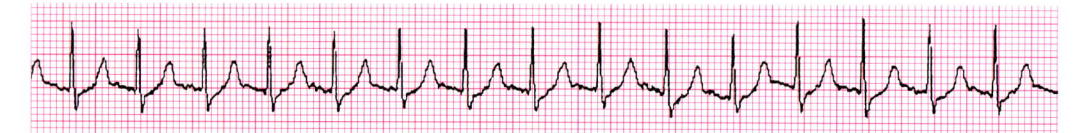

図Ⅲ-27 AT（上室性頻拍症）
基線が存在し，P波のような小さな波（a波）が規則的に認められる．多くの場合，a波のリズムは150回/分で，2回に1回心室に伝導される．a波の2つに1つはQRSと重なり認識しづらい．

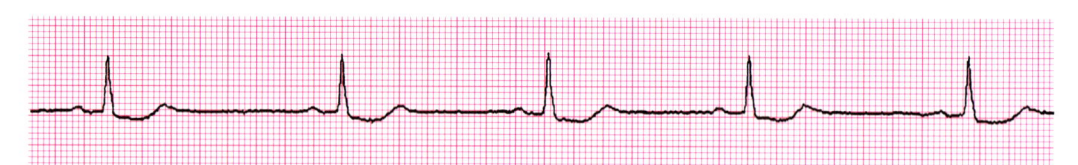

図Ⅲ-28 洞性徐脈（sinus bradycardia）
PとQRSが正常な順番でそろっている徐脈である．呼吸の影響を受けやすい．吸気時に早めになり，呼気時にゆっくりになる．

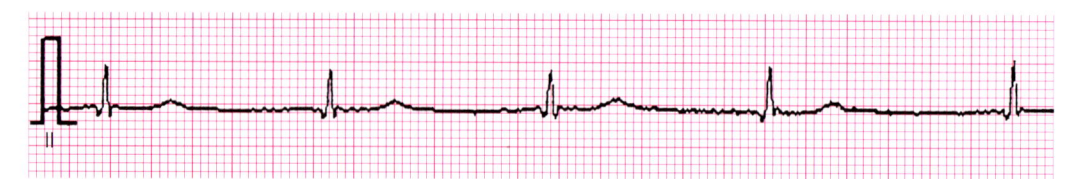

図Ⅲ-29 徐脈性心房細動（AFib bradycardia）

表Ⅲ-7 頻脈性不整脈の鑑別

RR 間隔		P 波	QRS 幅	診断
不整	規則性はない	ない	狭い	心房細動
		f 波あり	広い	心房細動＋脚ブロック（図Ⅲ-30）
	時々 RR が狭くなる	時々消失	時々広くなる	洞性頻脈＋PVC
			狭い	洞性頻脈＋PAC
整		ある	狭い	洞性頻脈
			広い	洞性頻脈＋脚ブロック（図Ⅲ-31）
		ない（F 波あり）	狭い	心房粗動（1：1, 2：1, 3：1 伝導）
		ない（QRS の直後に P' がある）	狭い（少し広いこともある）	AVNRT
		ない（QRS の少し後に P' がある）	狭い（少し広いこともある）	AVRT
		ない（似た波が定期的にある）	狭い	AT
		ない	広い	VT

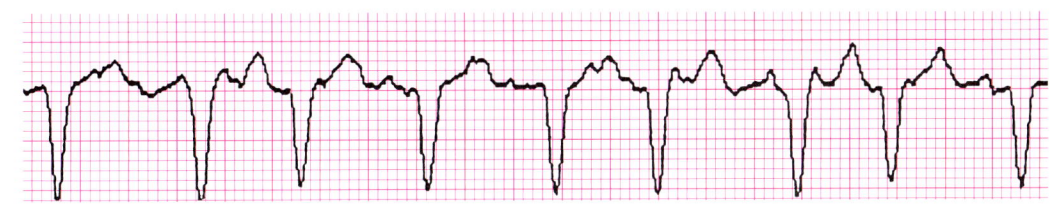

図Ⅲ-30 脚ブロックを伴う心房細動

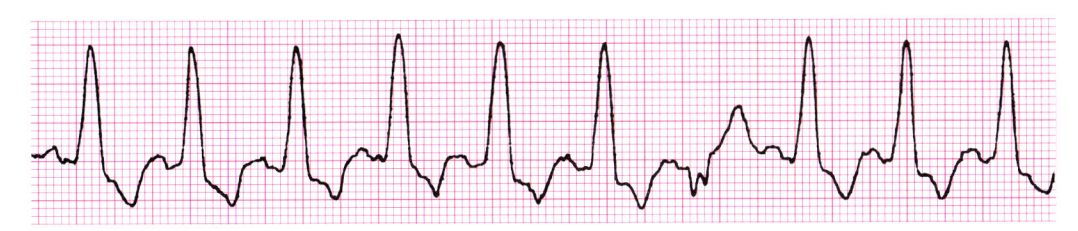

図Ⅲ-31 脚ブロックを伴う洞性頻脈
心室頻拍と鑑別が難しいこともあるが，P 波の有無と非頻脈時の心電図との比較にて鑑別することができる．

5 心機能・心形態異常の読み方 ---V₁,₅,₆のQRS, ST 部に注目---

リズムをざっと読んだら，次は心機能です．II 誘導でも QRS 波形はみましたが，今度も QRS 波形に注目です．そして，もう一点，ST 部にも注目します．

ST 部も含めて観察するべき誘導は V₁, V₅, V₆ 誘導です．

これらの誘導で，QRS 幅が狭いか，広くて変形していないか，V₁ で ST 部が上昇していないか，V₅, V₆ で ST 部が低下していないかを観察します（表III-8）．

表III-8 心機能異常を示唆する心電図波形

項目	意味	意義
QRS 幅拡大	心室内を正常に刺激伝導がなされていないことを示す	心機能低下
異常 Q 波	心室内に刺激伝導のないところがある	心筋梗塞（図III-5）
	正常とは異なった不均一性をもつ	肥大型心筋症（図III-32）
ST 上昇	心室に圧負担がかかっている 心筋の虚血	心室瘤（図III-33） 急性心筋梗塞（図III-34） 冠攣縮性狭心症（図III-35）
	心膜の炎症	心膜炎（図III-36）
ST 低下	左室肥大	高血圧性心臓病（HHD, 図III-37） 大動脈弁狭窄症（図III-18）
	ジギタリス効果（図III-38）	

III章 心電図の基本　63

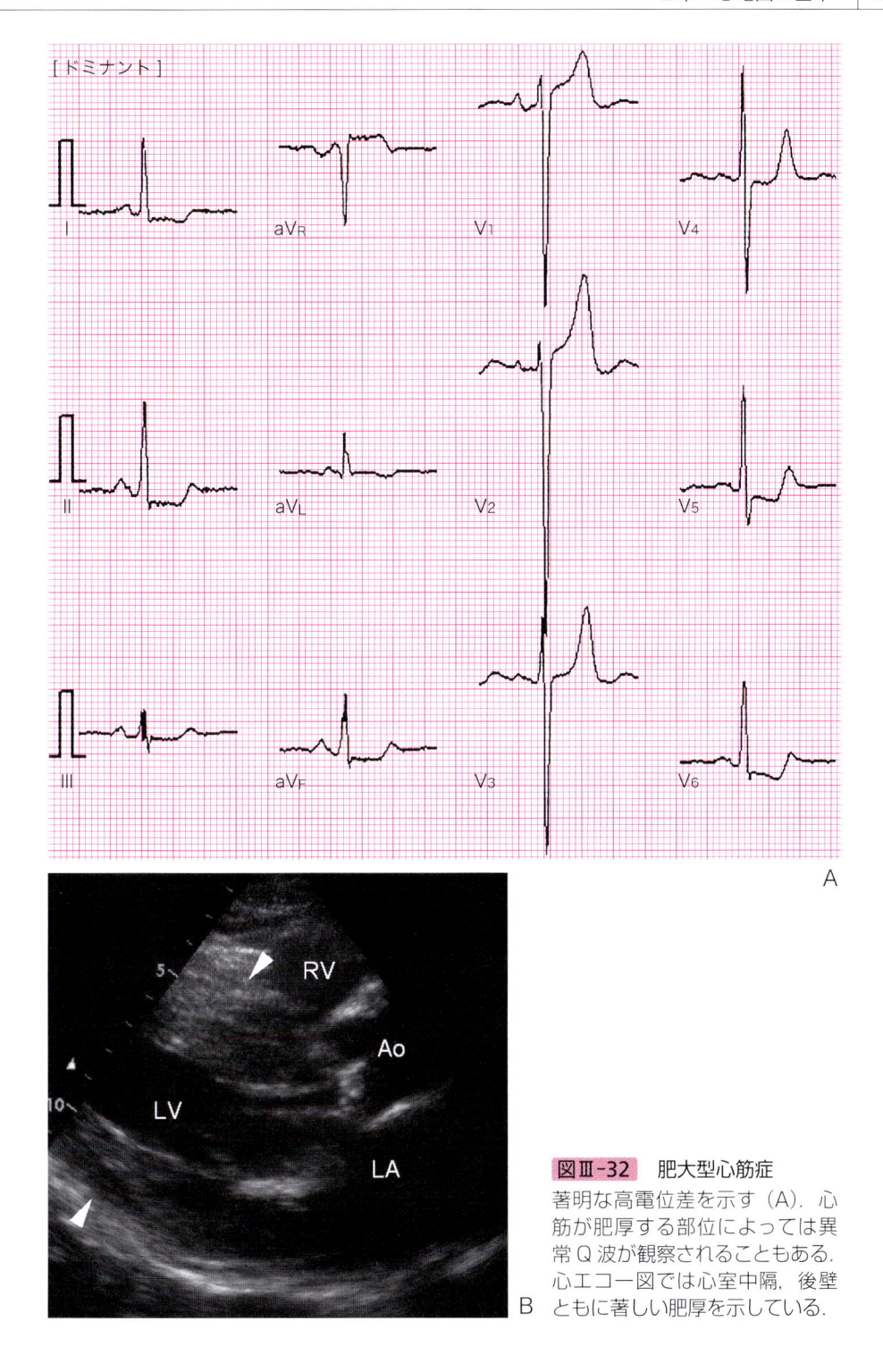

[ドミナント]

図III-32　肥大型心筋症
著明な高電位差を示す（A）．心筋が肥厚する部位によっては異常Q波が観察されることもある．心エコー図では心室中隔，後壁ともに著しい肥厚を示している．

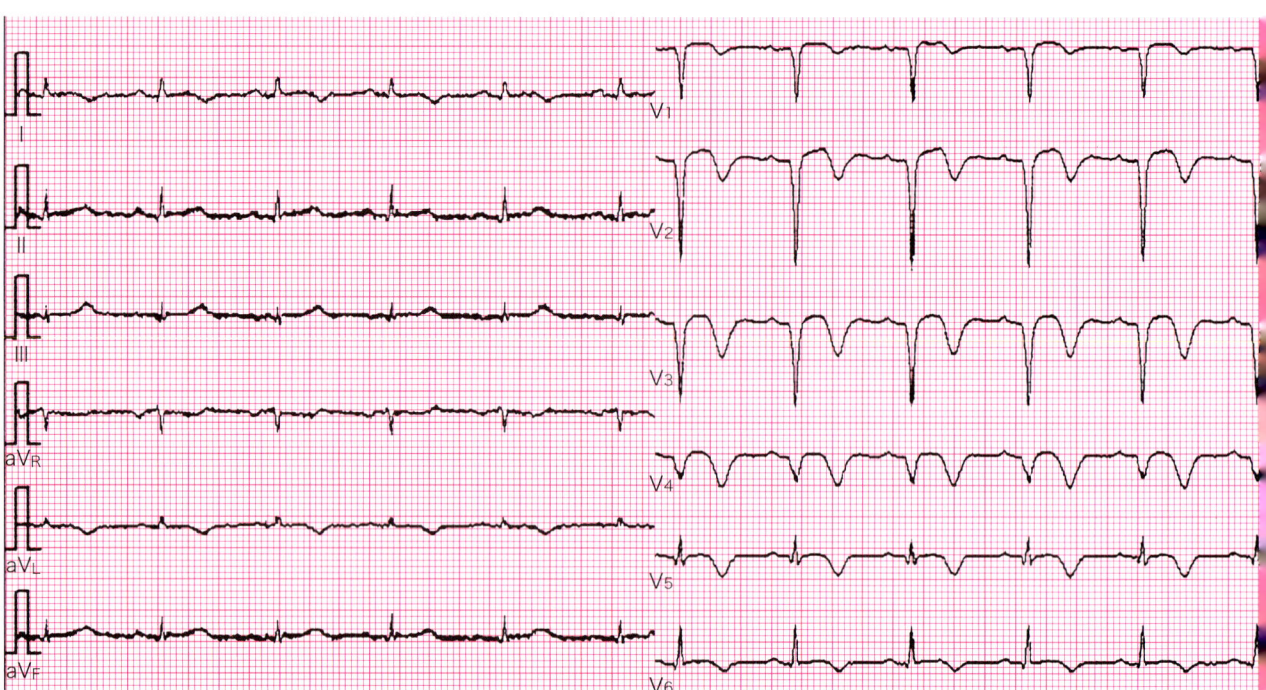

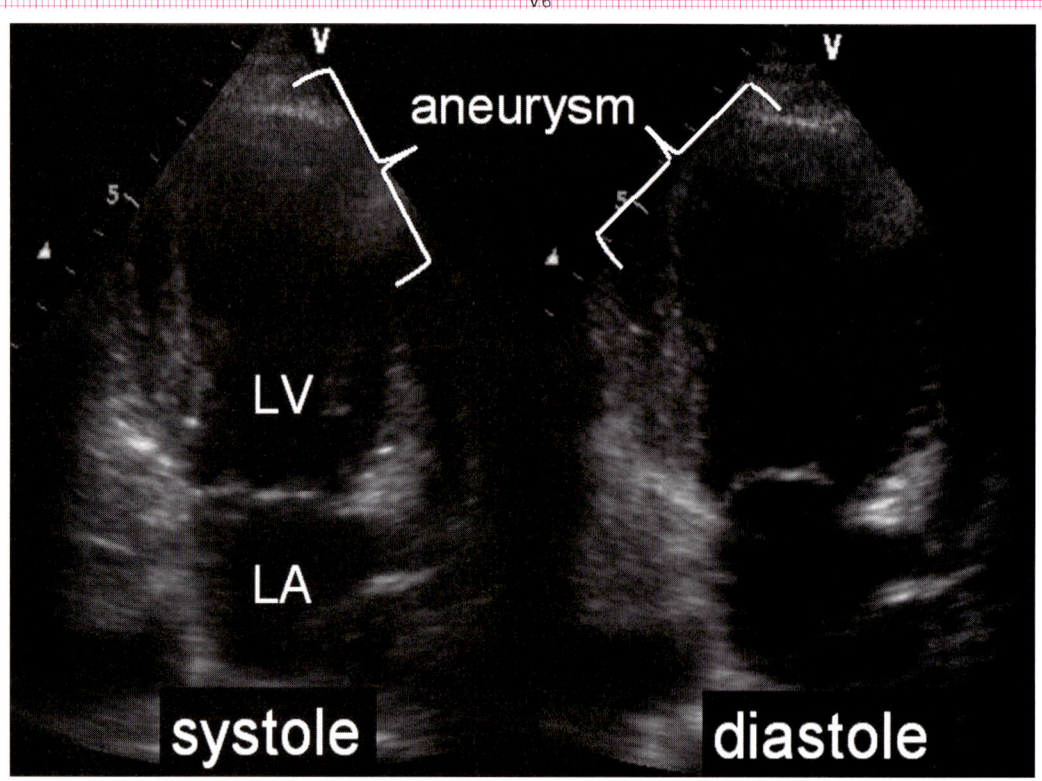

図Ⅲ-33 心室瘤
心筋梗塞後に心室瘤ができた症例の心電図所見（A）．V₁₋₄誘導で異常Q波とともにSTが上昇している．心エコーでは前壁心尖部寄りに心室瘤が認められている（B）．

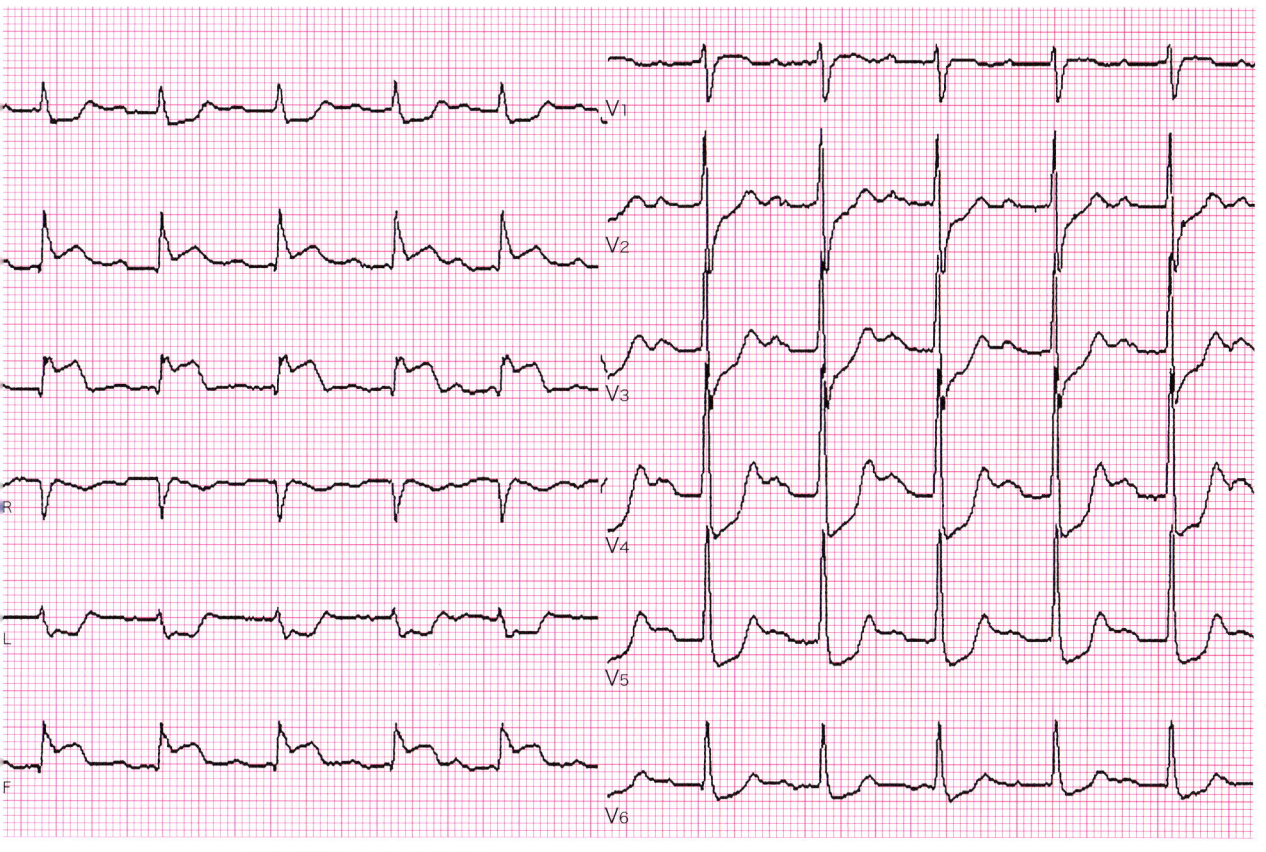

図Ⅲ-34 急性心筋梗塞
下壁の急性心筋梗塞の一例．Ⅱ，Ⅲ，aVF誘導でST上昇が認められる．

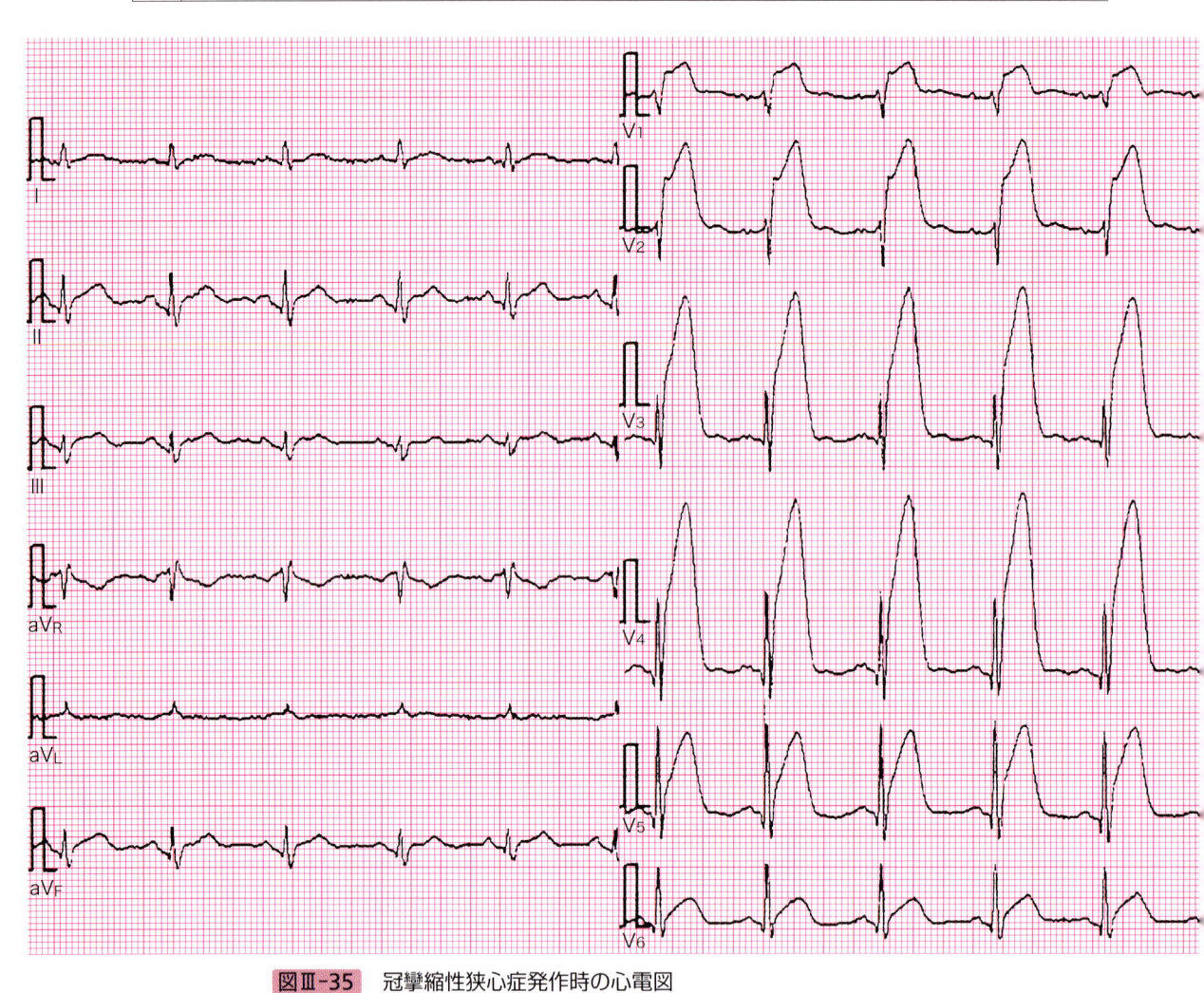

図Ⅲ-35 冠攣縮性狭心症発作時の心電図
冠攣縮性狭心症では心筋梗塞様のST上昇を示すことが多い．

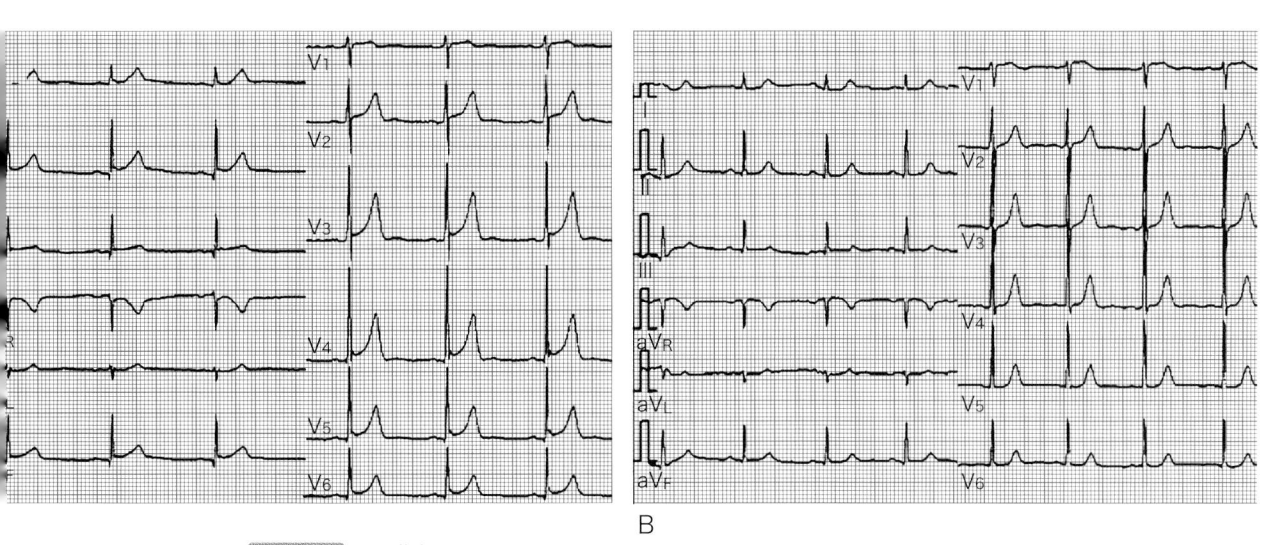

図Ⅲ-36　心膜炎
aVRを除く全誘導で下に凸の形でST上昇を示す(A). 心筋梗塞1〜2週目，開心術後数日目に認められることが多い. BはAの3日後の心電図. STは基線に戻っている.

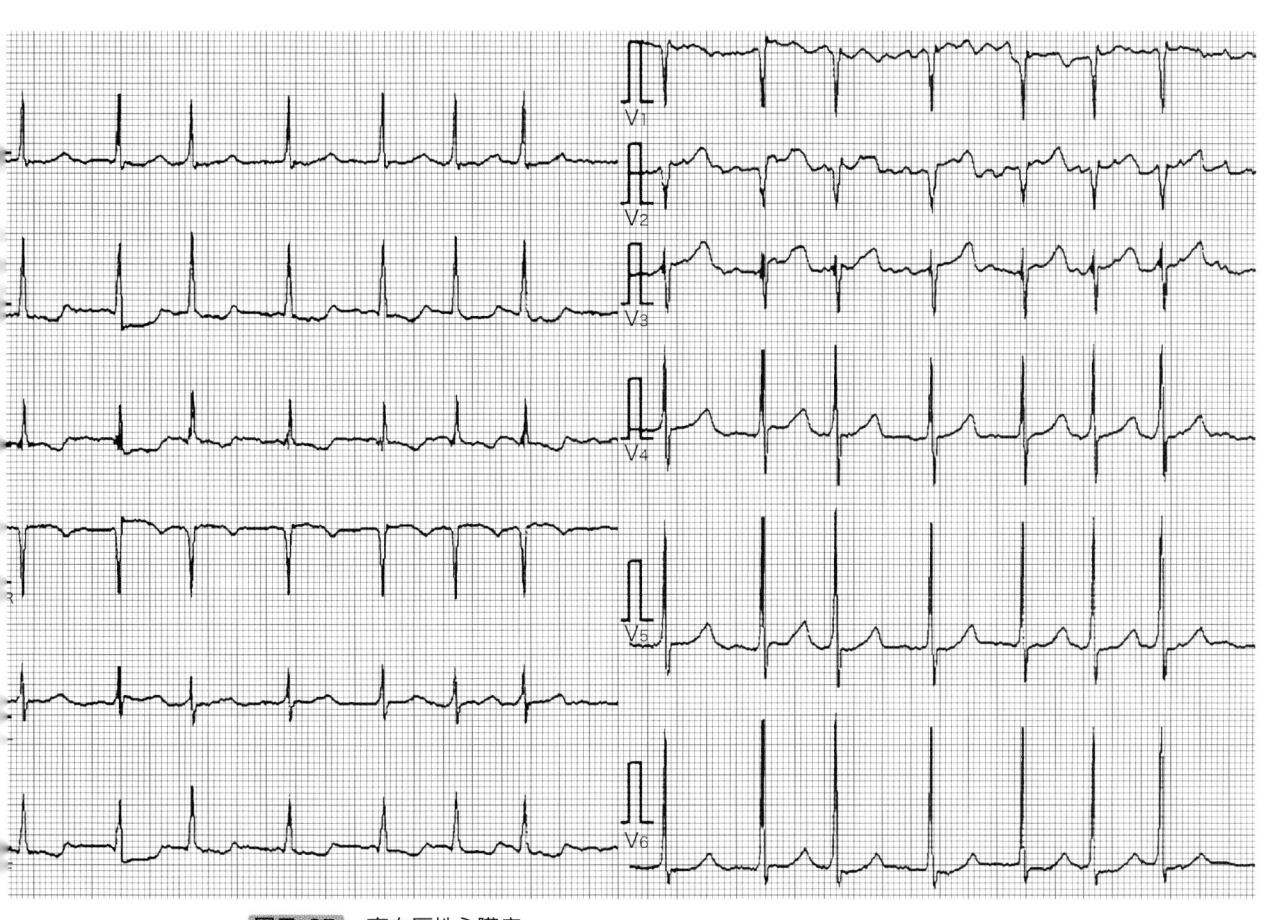

図Ⅲ-37　高血圧性心臓病
高電位差とV$_{5,6}$でのST低下が認められる.

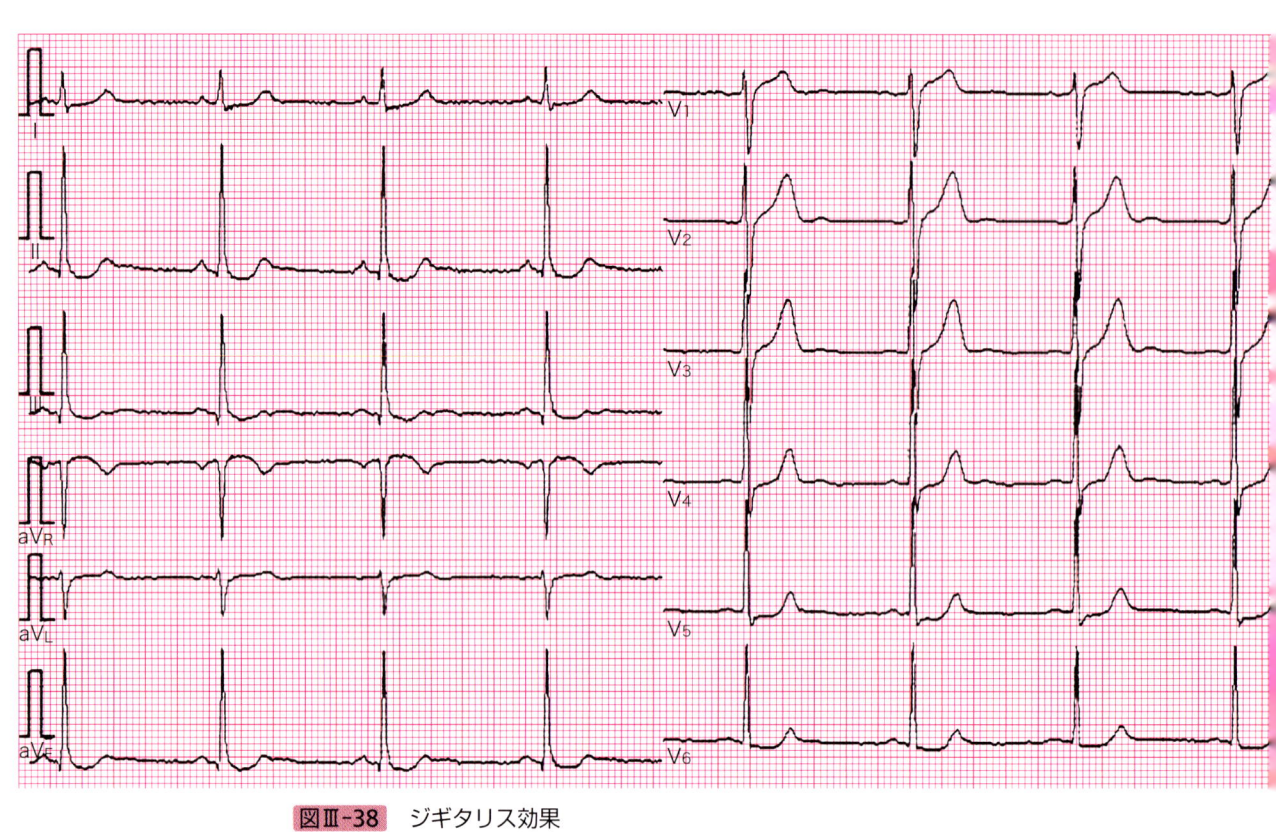

図Ⅲ-38 ジギタリス効果
ジギタリス製剤服用患者では ST 部が盆状に低下する．ジギタリス中毒ではないことに注意．

6 ペースメーカ心電図

　ペースメーカが入っている患者を診る場合，どのような設定になっているのかは必ず理解しておく必要があります．

　ペースメーカの種類を表Ⅲ-9 に示します．一般的には DDD が最も多く用いられます．ペースメーカが作動しているときにはスパイクが P 波あるいは QRS 波の直前に存在します．心電計のノイズをあまり強く除去する設定にしておくとスパイクが消えることもあるので注意が必要です．

　心不全患者には両心室ペーシング療法が行われます．冠静脈洞と右室に心室リードを留置するもので，心電図波形としては右室ペーシングよりも若干 QRS 幅が短縮して図Ⅲ-42 のようになります．

表Ⅲ-9　汎用されるペースメーカ

リードの本数	呼称	ペーシング部位	センシング部位	反応様式
1本	AAI（図Ⅲ-39）	心房	心房	抑制
	VVI（図Ⅲ-40）	心室	心室	抑制
	VDD	心室	心房・心室	抑制・同期
2本	DVI	心房・心室	心室	抑制
	DDD（図Ⅲ-41）	心房・心室	心房・心室	抑制・同期

70 | Ⅲ章 心電図の基本

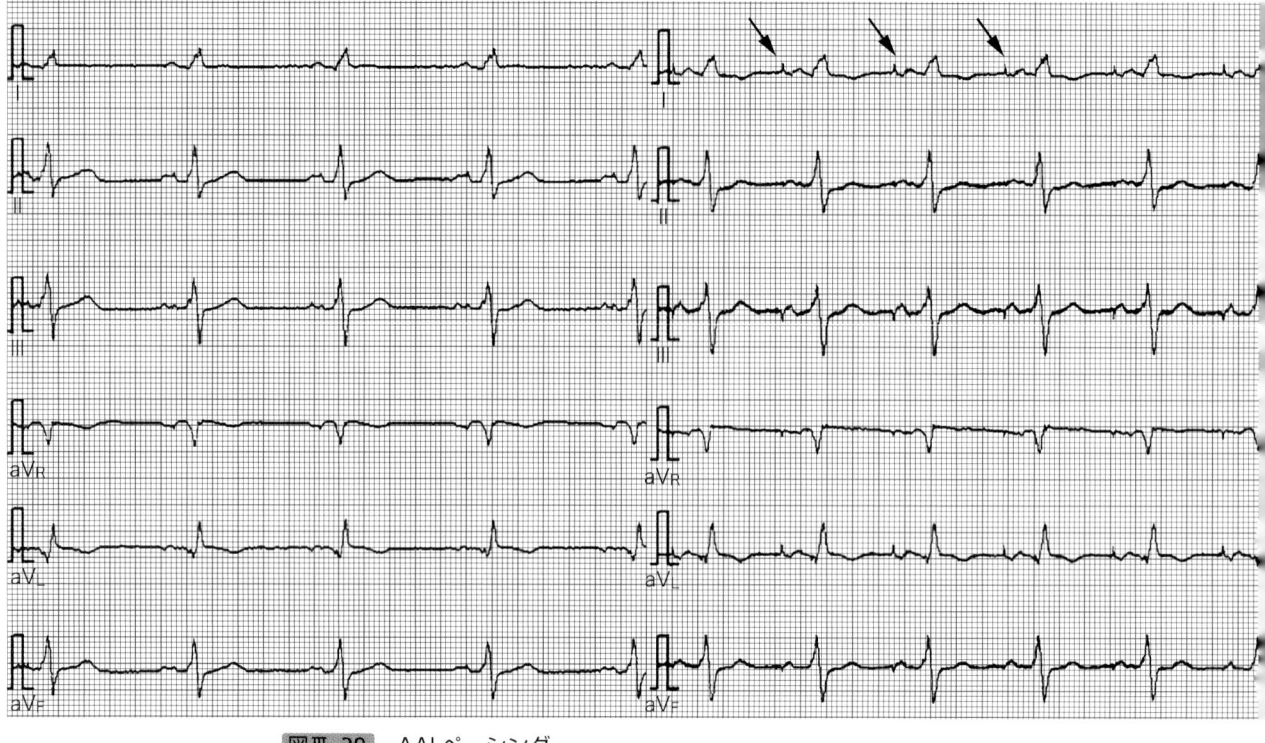

図Ⅲ-39 AAIペーシング
心房のペーシングリードが刺激している例．スパイクに引き続きP'波が生じている．

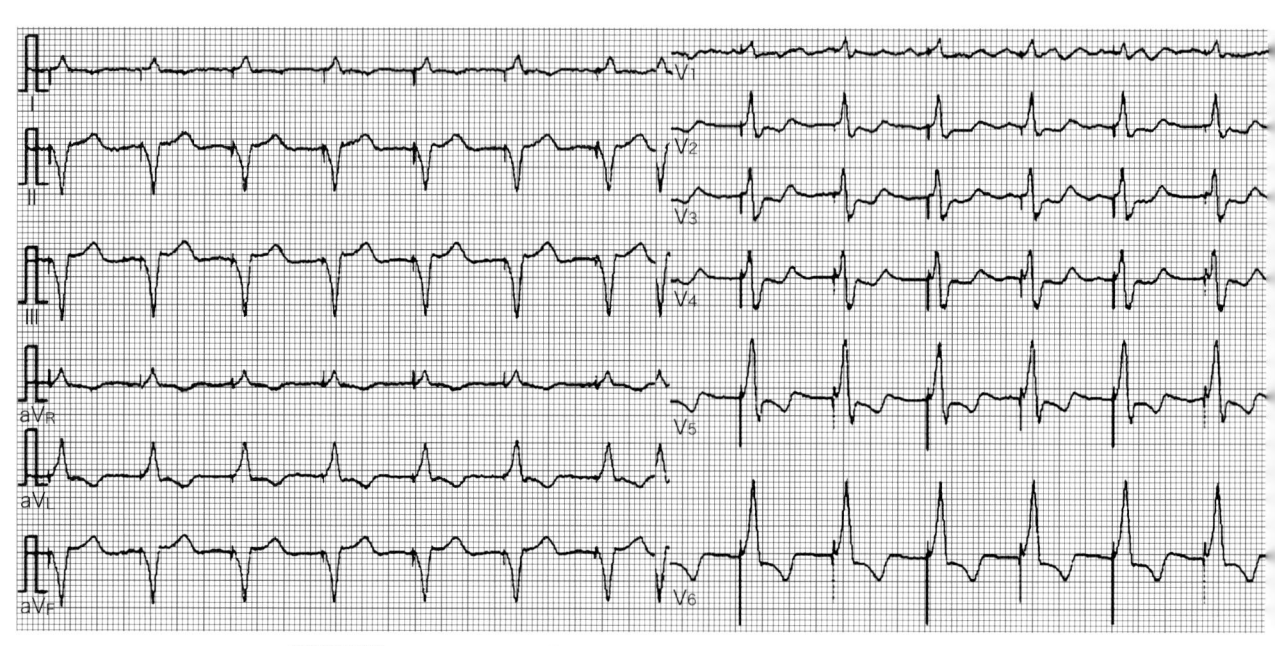

図Ⅲ-40 VVIペーシング
心室のペーシングリードが刺激している例．スパイクに引き続きQRS波が生じている．右室心尖部にペーシングリードが留置されることが多く，この場合にはQRS幅はきわめて広くなる．

III章　心電図の基本

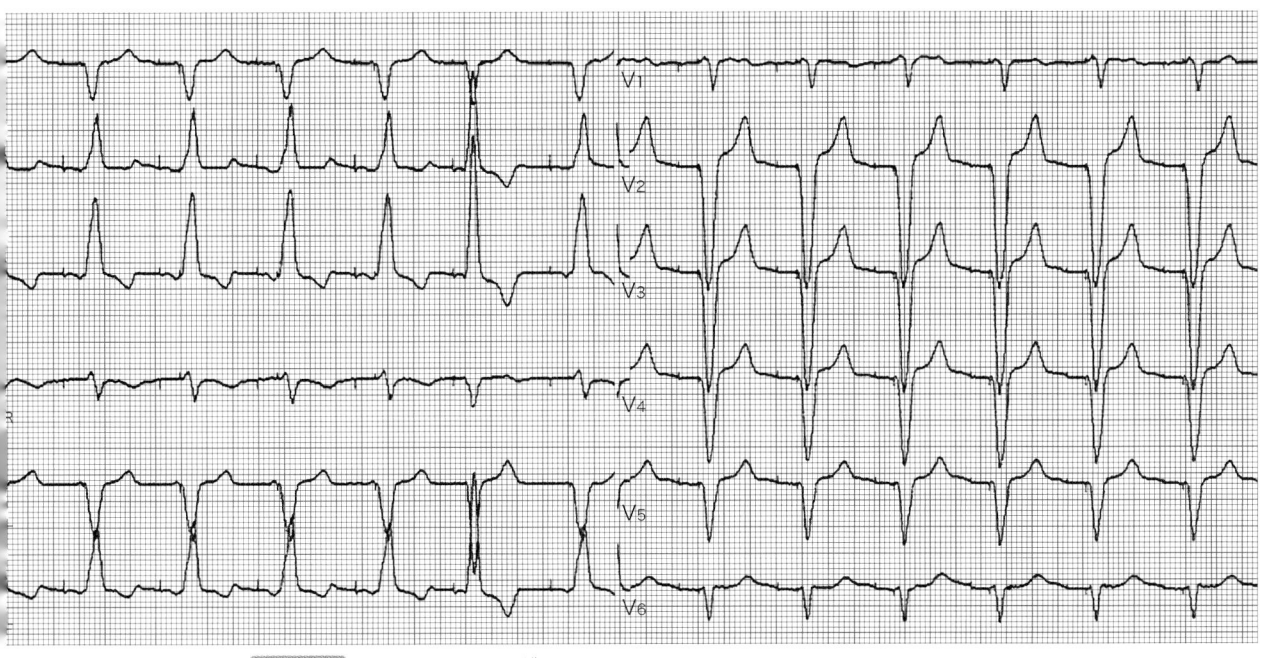

図III-41　DDDペーシング
心房・心室ともにペーシングされている例．スパイクが連続して2本認められ，それぞれに続いてP'波とQRS波が出現している．

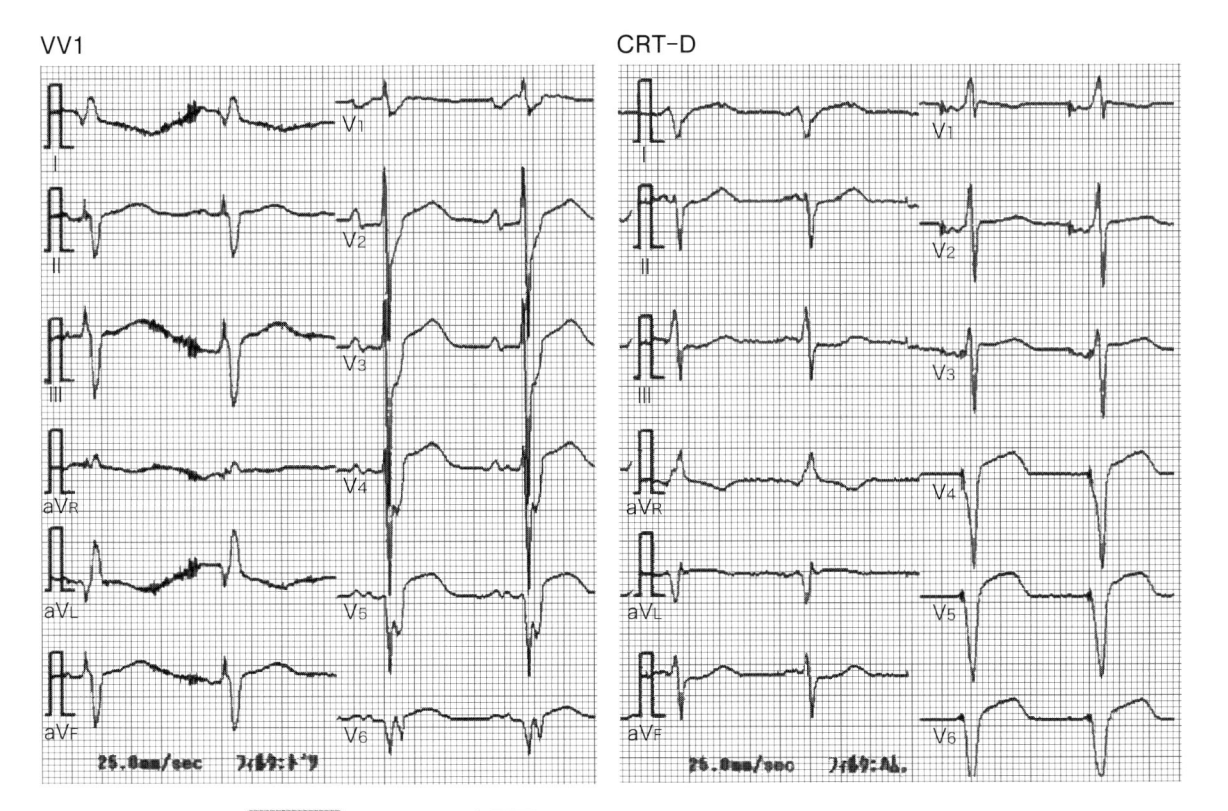

VVI

CRT-D

図III-42　CRT-Dの心電図
VVIからCRT-Dにアップグレードした症例．CRT-Dにした後，QRS幅が若干狭くなっていることがわかる．

7 心電図各部の異常の原因

最後に，各種不整脈の主な原因を表Ⅲ-10〜16に示し，心電図上の各パートの異常の原因を表Ⅲ-17〜22にもう一度まとめて示します．

表Ⅲ-10 洞性頻脈の主な原因

機序	状態
交感神経活性刺激	運動
	興奮
	ストレス
	低血圧
	疼痛
	心不全
副交感神経活性抑制	Shy-Drager症候群
	アトロピン使用
他	貧血
	発熱
	脱水
	甲状腺機能亢進

表Ⅲ-11 洞性徐脈の主な原因

機序	状態
交感神経活性抑制	β遮断薬使用
副交感神経活性刺激	頸動脈洞マッサージ
	Valsalva法
	疼痛
	頭蓋内圧亢進
	睡眠
他	低体温
	甲状腺機能低下
	閉塞性黄疸
	洞機能不全症候群
	一部の敗血症
	うつ状態

表Ⅲ-12 洞性不整脈の主な原因

呼吸
ジギタリス中毒
ventriculo-phasic

表Ⅲ-13 上室性期外収縮の主な原因

機序	状態
生理的なもの	緊張 疲労 睡眠不足 喫煙 カフェイン アルコール摂取
病的なもの	虚血性心疾患 心不全 肺気腫 気管支喘息 甲状腺機能亢進症 薬物

表Ⅲ-14 心房細動の主な原因

機序	状態
生理的なもの	緊張 過労 ストレス 喫煙 カフェイン アルコール
病的なもの	僧帽弁狭窄症 甲状腺機能亢進症 虚血性心疾患 心不全 肺気腫 気管支喘息 ある種の薬物

表Ⅲ-15　心房粗動の主な原因

機序	状態
生理的なもの	ほとんどない
病的なもの	僧帽弁疾患 三尖弁疾患 肺性心 虚血性心疾患 心不全 電解質異常 カテコラミン投与

表Ⅲ-16　無脈性電気活動の主な原因（5H5T）

機序	状態
H	Hypovolemia（循環血液量不足） Hypoxia（低酸素血症） Hydrogen iron（アシドーシス） Hyper/Hypo K（高/低カリウム血症） Hypothermia（低体温）
T	Tablets（薬物過量） Tamponade Cardiac（心タンポナーデ） Tension pneumothorax（緊張性気胸） Thrombosis Coronary（心筋梗塞） Thrombosis Pulmonary（肺塞栓）

表Ⅲ-17　P波異常の原因

左房負荷
右房負荷
心房梗塞
上室性期外収縮（洞結節以外の部分からのP波）
心房ペーシング
上室性頻拍症

表Ⅲ-18　PQ時間異常の原因

房室ブロック

表Ⅲ-19 wide QRS の原因

脚ブロック（左脚, 右脚）
早期興奮症候群（WPW 症候群など）
心室性期外収縮
心室性補充収縮
副収縮
心室頻拍
心室細動
心室ペーシング上室性期外収縮・心房細動の変行伝導

表Ⅲ-20 ST 異常の原因

心筋虚血
心肥大
低 K 血症
Brugada 症候群

表Ⅲ-21 QT 時間延長の原因

低 K 血症
高・低 Ca 血症
抗不整脈薬
Long QT 症候群心筋虚血急性期

表Ⅲ-22 T 波異常の原因

高・低カリウム血症
高・低カルシウム血症
心筋梗塞超急性期

Reference
1) Pawsner D, Juni P, Egger M, et al. Accuracy of electrocardiography in diagnosis of left ventricular hypertrophy in arterial hypertension: systematic review. Br Med J. 2007; 335: 711.

IV章 現場でよくみる安静時心電図

1 狭心症，PCI後

　狭心症の安静時心電図は正常です．ST変化はありません．冠動脈の狭窄率が90%であっても，安静時の心筋灌流は保持されます．したがってSTは低下しません（図IV-1）．

　もし，STが低下していたら，心肥大を合併している場合，心筋症に合併している場合，あるいはジギタリスを服用している場合です．

　狭心症で安静時心電図のSTは変化しないと書きましたが，冠動脈近位部に99%狭窄病変を有している場合ならありえます（図IV-2）．しかし，心臓リハビリテーションの現場では遭遇しません．なぜならば，それほどの重症虚血に対して冠動脈バイパス術もPCI（経皮的冠動脈形成術）も行わずに心臓リハビリテーションを実施することはないからです．

　心肥大・心筋症・ジギタリス効果によるST低下は常に存在していて急激に変化することはありません．

　重要なのは，今までに認められなかったST低下やST上昇が出現している場合です．狭心症の患者で，冠動脈狭窄が進行した場合にはSTが低下し，プラークが破綻して血栓ができた場合にはSTが上昇します．ステント血栓症が発症した時もSTが上昇します．そのような場合には心臓リハビリテーションは中止です．循環器内科に連絡が必要です．

Ⅳ章　現場でよく見る安静時心電図

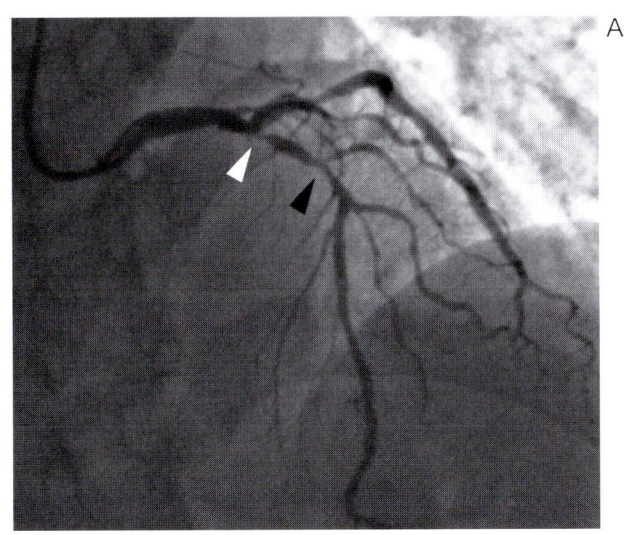

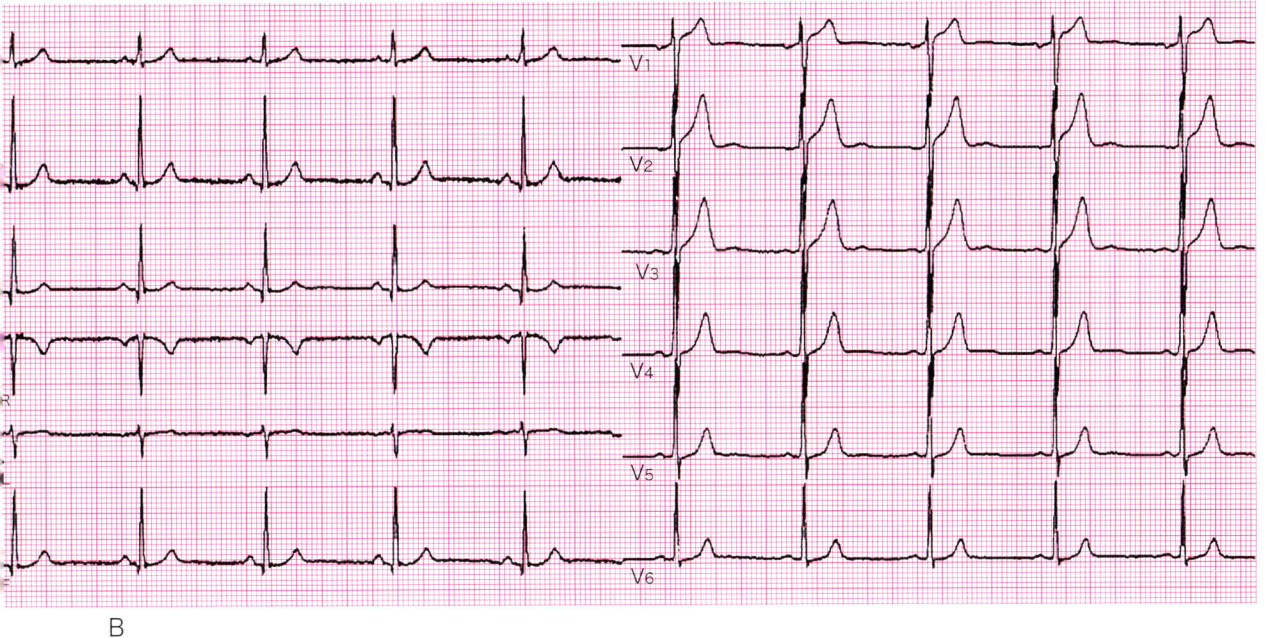

図Ⅳ-1　90％狭窄病変の心電図
90％狭窄病変では，安静時心筋代謝に見合った血流量が保持されるため安静時心電図所見に変化は認められないことが多い．Aは血管造影検査所見．LAD近位部に90％狭窄が認めれられるが，心電図は正常である（B）．

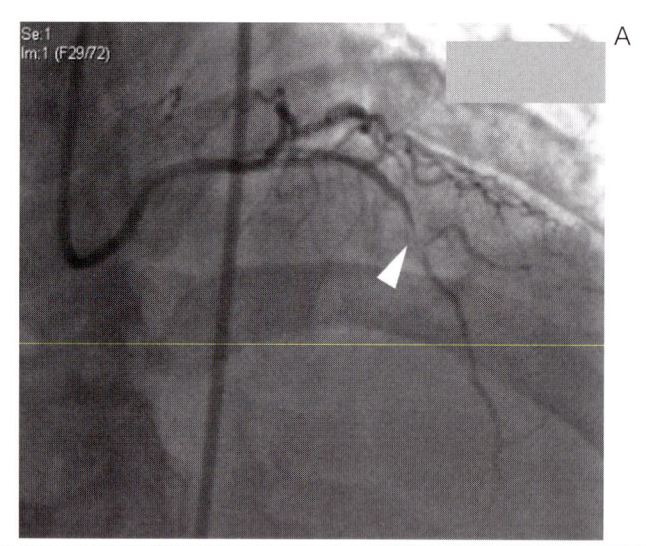

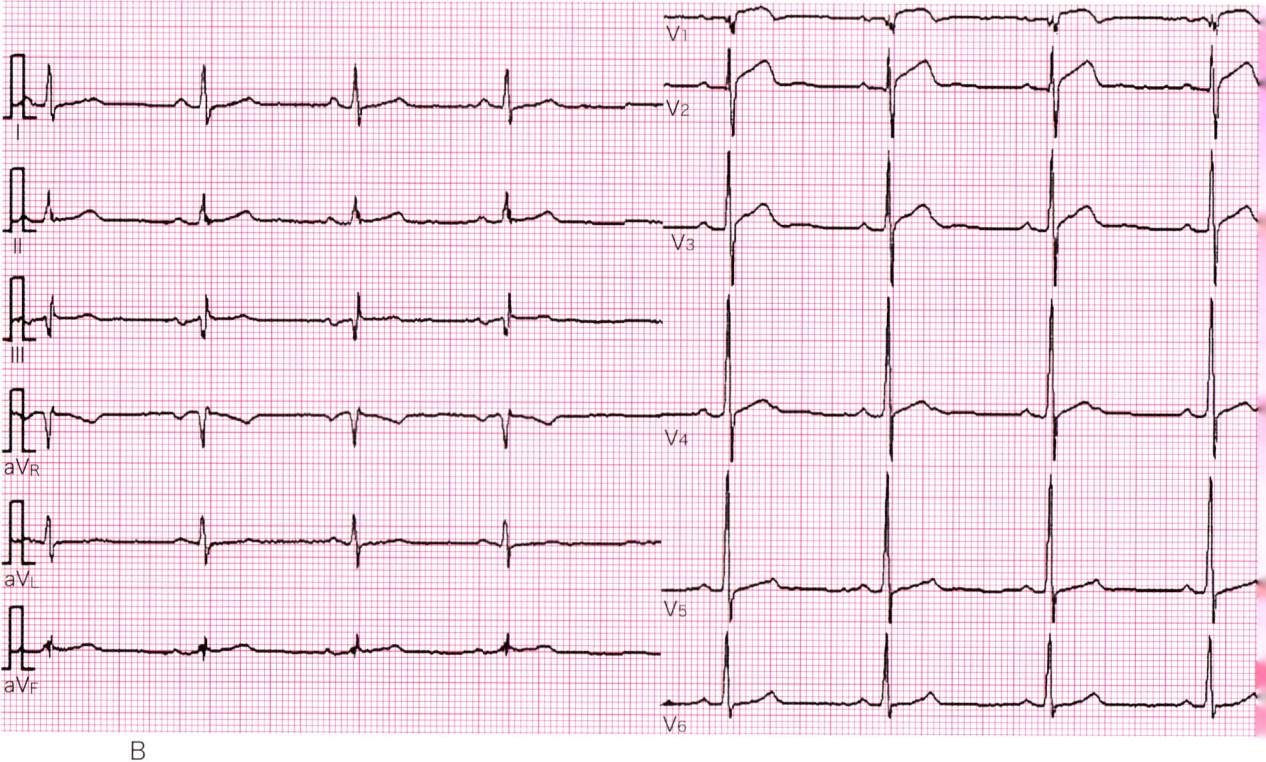

図Ⅳ-2　99％狭窄病変の心電図
狭窄率が99％になると（A），安静時であっても心筋の酸素需要に供給が間に合わなくなり心電図変化が認められるようになる（B）．この例ではV₁でSTが上昇しており，すでに若干の心筋障害が生じているものと思われる．

2 心筋梗塞・心筋ダメージ --- 発症後の経過時間,重症度がわかる ---

　心筋梗塞や重症虚血のために心筋にダメージが生じた場合は心電図に変化が出ます．

　心筋梗塞発症直後からの心電図変化を図Ⅳ-3に示します．直後の数十秒から数分間はT波が尖り，その後STが上昇します．6～9時間くらい経つとR波が減高してQ波が出現し始めます．12時間目くらいになるとT波の終末部が陰転し始め，数日目から冠性T波(コロナリーT)という形になります．心筋梗塞後に心室瘤ができたり，心室瘤が明らかではなくても広範囲前壁梗塞であった場合には上昇したSTが戻らずに固定する場合があります（図Ⅲ-33）．この形は，ほぼ生涯持続します．

　ですから，急性心筋梗塞で心臓リハビリテーションプログラムにエントリーする時期の心電図所見は，異常Q波と冠性T波を伴った波形であることがほとんどです．

　一方，心臓リハビリテーションの現場で心筋梗塞が発症してしまった場合には図Ⅲ-34のようなT波の先鋭化とST上昇を認めるはずです．胸痛とともにこの心電図所見をみつけたら，急いで急性心筋梗塞の処置を行いましょう．Ⅵ章の対処の項を参考にしてください．

　冠性T波は数ヵ月経て元に戻る例が多くみられます．異常Q波も，梗塞範囲が小さいと小さな上向きの波（r波）が復活してくることがあります．ですから，5カ月間心臓リハビリテーションプログラムが終了する頃には，陳旧性心筋梗塞の既往があっても心電図上わからなくなっていることもあります．

　Q波は出現した誘導によって，心筋梗塞の部位を診断することができます（表Ⅳ-1）．

　以上，心臓リハビリテーション実施前の心電図に，Q波，ST上昇，陰性T波があっても，胸痛や息切れなどの症状がなく，血圧が安定し，頻脈になっていない場合には中止の理由にはなりません（表Ⅳ-2）．今までになかった変化が出現したときは注意が必要です．プログラムエントリー時の心電図を常にみられるようにしておくとよいかも知れません．

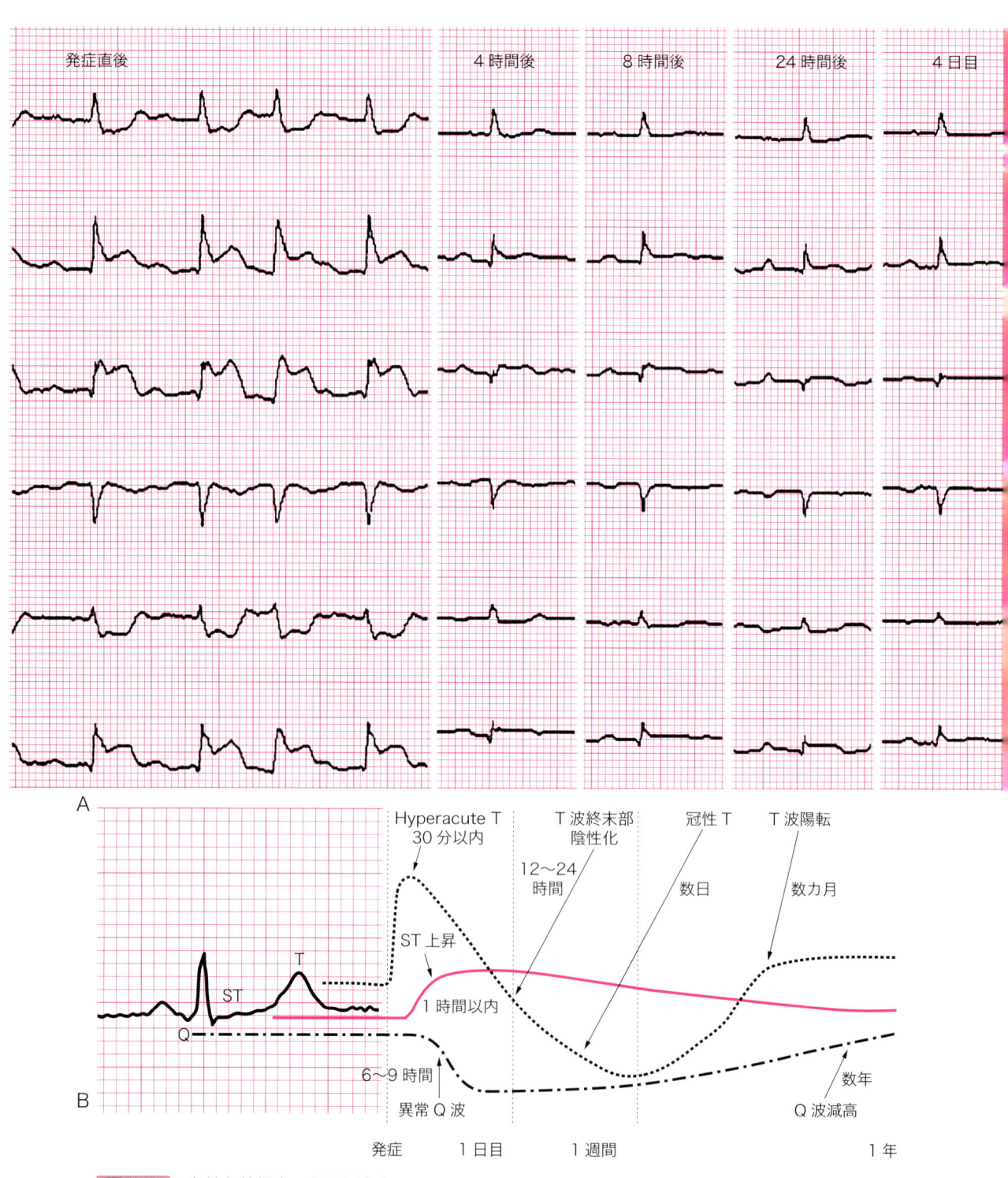

80　IV章　現場でよく見る安静時心電図

A

発症直後　　　　　　　　　　　4時間後　　　8時間後　　　24時間後　　　4日目

B

Hyperacute T
30分以内

T波終末部
陰性化
12〜24時間

冠性T
数日

T波陽転
数カ月

ST上昇
1時間以内

ST

T

Q

6〜9時間
異常Q波

数年
Q波減高

発症　　1日目　　1週間　　　　　　　1年

図IV-3　急性心筋梗塞の心電図変化
心電図変化を時系列（A）と図（B）で示す．

表Ⅳ-1　心筋
梗塞部位別 Q 波出現部位（塗りつぶしてある誘導に出現）

	Ⅰ	Ⅱ	Ⅲ	aV_L	aV_F	aV_R	V_1	V_2	V_3	V_4	V_5	V_6
前壁中隔梗塞							■	■	■			
広範囲前壁梗塞	■			■			■	■	■	■	■	■
側壁梗塞	■			■								
下壁梗塞		■	■		■							
後壁梗塞		■	■		■		■	■	■			

表Ⅳ-2　心臓リハビリテーション実施可能判断の基準

症状・所見	基準	対処
収縮期血圧（mmHg）	80 未満，180 以上	再検しても変わらない場合は中止
心拍数（n/min）	50 未満，100 以上	再検しても変わらない場合は中止
不整脈	頻脈性不整脈 徐脈性不整脈 心室頻拍	中止
自覚症状	胸痛 動悸 甚だしい疲労感 甚だしい息切れ感	中止
検査所見	Cr > 2.5 mg/dL（主治医の判断による） 糖尿病性網膜症（前増殖性・増殖性） 尿中ケトン体 増悪しつつある炎症所見 重症の AS と HOCM 胸部大動脈瘤 > 60 mm 腹部大動脈瘤 > 50 mm 解離性大動脈瘤発症直後	中止

3 心不全 --- 基礎疾患・重症度・飲み薬の影響を考える ---

心不全は基礎疾患が多彩なので，心電図所見も多彩です．心不全に一般的な心電図変化と基礎疾患に特有な変化を併せた心電図所見がみられるはずです．

A．心不全に一般的な心電図所見

心不全全般に認められる心電図異常としては，表Ⅳ-3 に示すようなものがあります．

心不全では一回心拍出量（SV）が低下していますので頻脈になります．副交感神経活性はすっかり影をひそめ，安静時から交感神経が活性化していることも頻脈の原因です．ですから，安静時心拍数が速ければ速いほど予後は不良です．ただし，βブロッカーが適切に投与されているとむしろ徐脈傾向になります．

また，心筋細胞が元気を失うと心室内の刺激伝導が遅くなります．左脚ブロックに類似した wide QRS になることが多いのですが，右脚ブロック様になることもあります．また，心筋細胞がまだらに機能不全に陥っている場合には QRS にノッチが入って，いわゆる「心室内伝導障害」という形を呈することもあります．QRS 幅拡大も予後不良の兆しです（図Ⅳ-4）[1]．

心不全は重症になると腎機能障害が併発してきます．腎機能障害は，時に高 K 血症を呈します．ACE 阻害薬，ARB，アルダクトン A などを服用している場合には，よけい血清 K 値が高くなりがちです．血清 K が 5.5 mEq/L になると T 波が増高し，6.5 mEq/L 以上になると QRS 幅も拡大してきます（図Ⅲ-17）．一方，ラシックスを多量に使用していると低 K 血症になります．低 K 血症の心電図所見は図Ⅲ-17 の通りです．いつもの心電図と比較すると電解質異常発見の可能性が高まります．

心不全のもう一つの死因である不整脈死は CRT-D により減少しました．しかし，不整脈そのものは減少していません．

表Ⅳ-3　心不全に認められやすい心電図異常

心電図所見	備考
頻脈	心ポンプ機能障害を代償するため カテコラミン分泌が亢進しているため
不整脈	心房細動 心室性期外収縮 心室頻拍
QRS 幅拡大	心室内伝導障害による

最もよくみられる不整脈の一つは心室性期外収縮です．心不全では，交感神経活性が亢進しているために自動能が亢進して心筋細胞が興奮しやすくなっているのが原因です．さらに，心室性期外収縮は心室頻拍を誘発します．自動能亢進が原因のこともありますが，心筋細胞が均一にダメージを受けていないことによるリエントリー性の心室頻拍が生じることもあります．心室頻拍になる最も大きなきっかけは R on T です．T 波には受攻期（図Ⅳ-5）とよばれる時期があり，この部分に QRS がのると心室頻拍を起こします．

不整脈に対してソタコール，シンビットなどのⅢ群や Ia，Ic 群抗不整脈薬を用いている場合，QT が延長して受攻期が延長します（図Ⅲ-20）．そのような人は，ただでさえ不整脈が出やすい状態なのに，さらに心室性期外収縮が受攻期にのる可能性が高くなるので要注意です．

また，CRT-D が植え込まれている心不全患者では β ブロッカーが頻繁に使用されて徐脈になっているため，洞調律よりもペーシングレートのほうが速く，ほとんどの場合，心房ペーシング＋心室ペーシングとなっています．

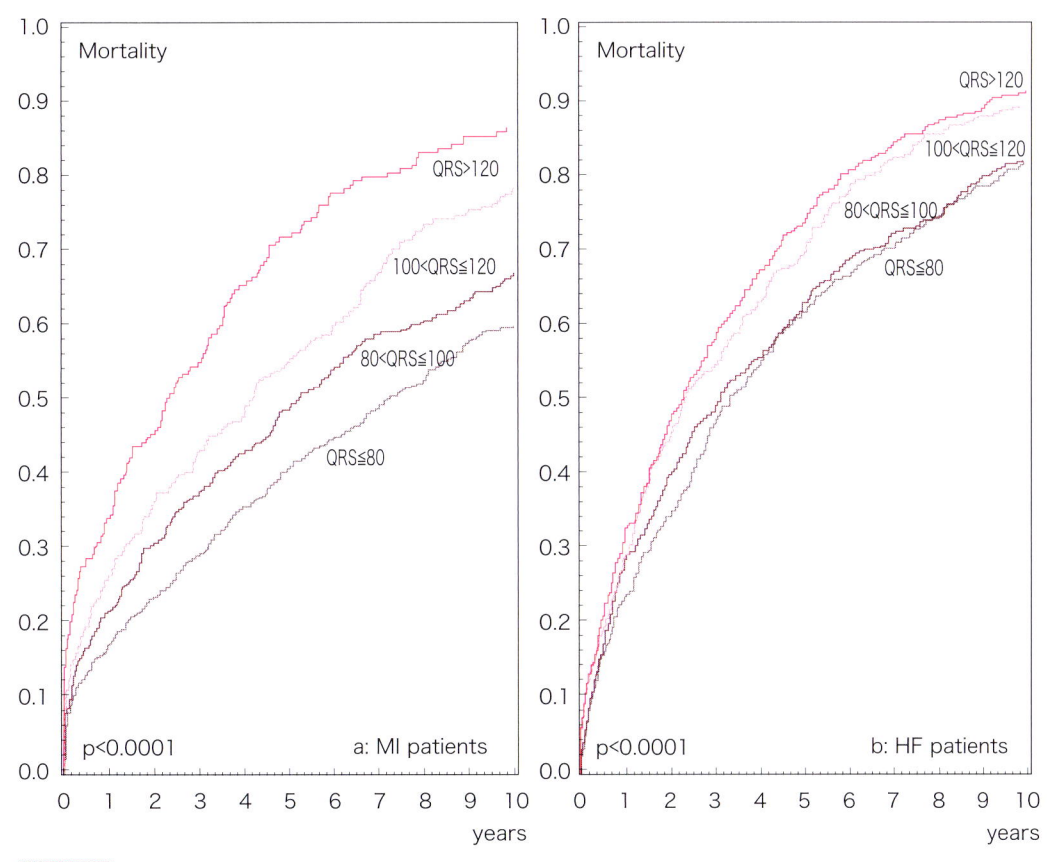

図Ⅳ-4 QRS 幅と予後
QRS 幅が広いほど，心疾患患者の予後は悪い．

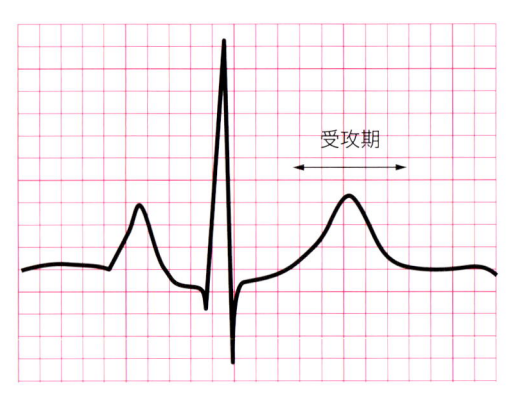

図Ⅳ-5　受攻期
QRS頂点の直前から終了時にかけては，電気刺激の影響を受けやすい時期で，この時期にPVCがのるとVT, Vfを引き起こしやすい．

B．基礎疾患特有の心電図所見

　心筋梗塞による心不全では，心筋梗塞としての心電図変化がみられます．心不全になる心筋梗塞は，ほとんどが広範囲前壁梗塞です．したがって，V_{1-5}あたりでQ波とST上昇がみられることがほとんどです．対角枝領域も心筋梗塞になっていることが多く，一部回旋枝も絡んでいることがあるのでⅠとaV_Lにも異常Q波と陰性T波を伴っていることがあります（図Ⅳ-6）．

　心筋梗塞部位が明らかではなく，3枝すべてに病変が存在し，心筋が全般的にダメージを受けている場合，「虚血性心筋症（ICM：ischemic cardiomyopathy）」といいます．冠動脈は「ぼろぼろの枯れ枝状」という状態です．この場合，心電図は明らかな異常Q波を示しません．心臓のあちこちで同時に虚血が生じる場合，心収縮能と心拡張能が低下します．ですから，症状として，胸痛のかわりに息切れ感を訴えることがあります．心電図上，目立ったST変化がなくても，いつもよりも息切れ感を強く訴える場合には心不全が増悪している可能性があるため，運動は軽めにする必要があります．

　拡張型心筋症は，特有な心電図所見を呈しません．心電図から拡張型心筋症だとは診断できません．

　高血圧性心臓症は左室肥大を呈します．$V_{5,6}$でSTが低下していることがほとんどです（図Ⅲ-37）．

　大動脈弁閉鎖不全症は，著明な高電位差と移行帯前後における突然のQRS波形の変化が特徴です（図Ⅲ-19）．大動脈弁閉鎖不全症は容量負荷が著明なので，昔からox heart（牛心）といって，弁膜症のなかで最も左心室が大きく長く拡大することが知られている病気です．ですから，心電図上でも高電位が著明に記録されます．

　大動脈弁狭窄症は最近激増している弁膜症です．左室からの血液流出が妨げられるので，左室に圧負荷がかかります．その結果，心肥大が生じます．高血圧性心臓病同

様，心電図ではV(4), 5, 6のST低下と陰性T波が生じます（図Ⅲ-18）．

　僧帽弁閉鎖不全症は左房に容量負荷がかかります．進行すると，心電図上，左房性P波が認められることがあります（図Ⅲ-6）．

　僧帽弁狭窄症も左房に負荷がかかります．洞調律の場合には左房性（僧帽性）Pが出現します（図Ⅲ-6）が，高率に心房細動が合併します．

　臨床上，著明な心不全症状は呈しませんが，心筋症の一つとして心尖部肥大型心筋症（apical hypertrophy；APH）というものがあります．この心電図は巨大陰性T波を示すのが特徴です（図Ⅳ-7A，B）．多くの場合，心機能は問題なく，運動療法の禁忌とはなりません．

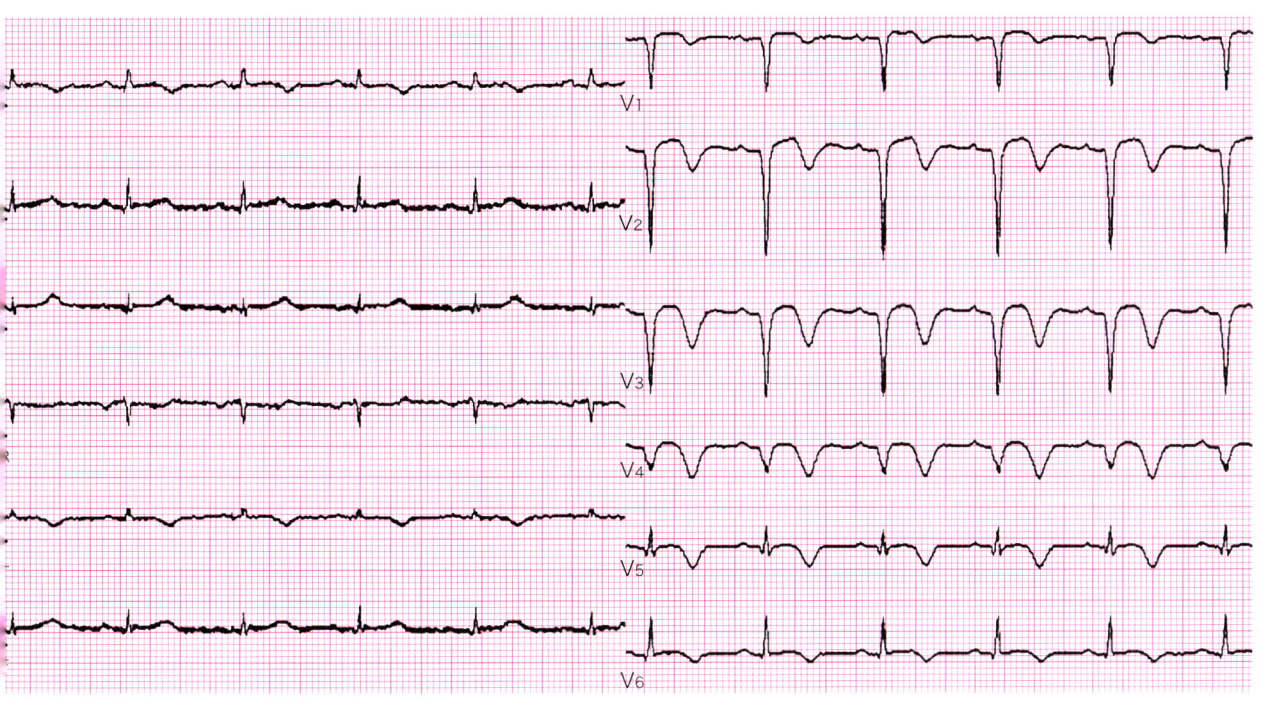

図Ⅳ-6　広範囲前壁心筋梗塞
巨大なLAD（A）を責任病変とした心筋梗塞では，心電図所見として，Q波と陰性T波がV1-6すべてと，Ⅰ誘導，aVL誘導にまで及ぶことが多い．時にはⅡ，Ⅲ，aVF誘導でも陰性T波が認められることもある．

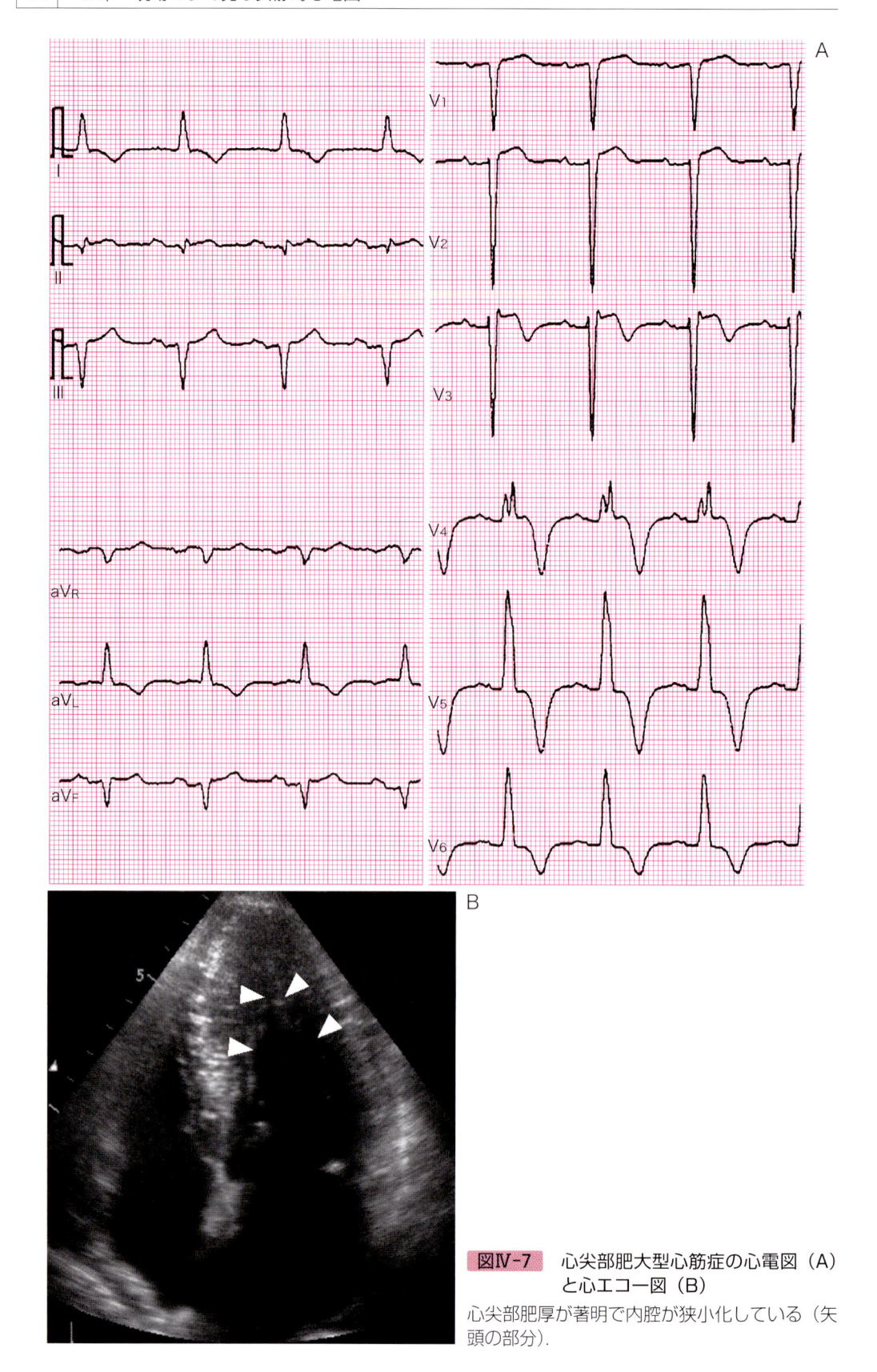

図Ⅳ-7 心尖部肥大型心筋症の心電図（A）と心エコー図（B）

心尖部肥厚が著明で内腔が狭小化している（矢頭の部分）.

4 冠動脈バイパス術 --- 狭心症・心筋梗塞の応用問題 ---

　冠動脈バイパス術は冠動脈硬化症に対して実施されるものです．したがって，基礎疾患は狭心症のことが多く，時として心筋梗塞の既往を有する場合があります．
　ですから心電図上の特徴は心筋虚血が生じていればST低下，心筋梗塞を起こしていれば，その部位に相当する異常Q波です．また，冠動脈硬化症の基礎疾患として高血圧があれば，心肥大を示す高電位差とST低下を伴うこともあります．
　開心術に伴う，一般的な心電図変化としては，術直後から1週間くらいは，水分バランスの不安定さによる一過性心房細動が生じやすく，1週間くらい経過すると，心膜炎によるST上昇が認められることがあります．
　心電図上，新たな変化が生じた場合，改善傾向が認められない限り，運動療法は延期します（表Ⅳ-4）．

表Ⅳ-4　心臓リハビリテーションを中止すべき開心術後所見

収縮期血圧＜80 mmHg
新たな心房細動，心房粗動，心室頻拍の出現
炎症反応が改善しない場合
新たなST-T変化
Bentall術後の冠動脈瘤残存
Cr，AST/ALTなどの増悪傾向

5 弁置換術 --- 心不全の応用問題 ---

　弁置換術は基礎疾患として心不全を有しているものと考えて下さい．心不全の基礎の部分は治っています．しかし，心機能不全に伴う骨格筋異常・血管内皮細胞異常・自律神経活性異常はいまだ治癒していません．また，僧帽弁狭窄症に伴う左房拡大や肺高血圧，大動脈弁狭窄症に伴う左室肥大は弁置換術を行っても治すことはできません．
　したがって，これらの異常に基づく，頻脈，一過性心房細動，左室肥大などの心電図所見は術後にも継続します．

6 ASD, VSD

　成人を対象とした施設にも ASD や VSD はしばしば入院してきます．VSD は重症化すると左室肥大を示しますが，軽症例ではあまり特徴的な心電図所見はありません．
　一方，ASD は図IV-8 に示すごとく，V_1 誘導で不完全右脚ブロック，右軸変異（I 誘導で R＜S）を示します．少し病態が進み肺高血圧を合併し始めると，V_6 誘導で S が深くなってきます．

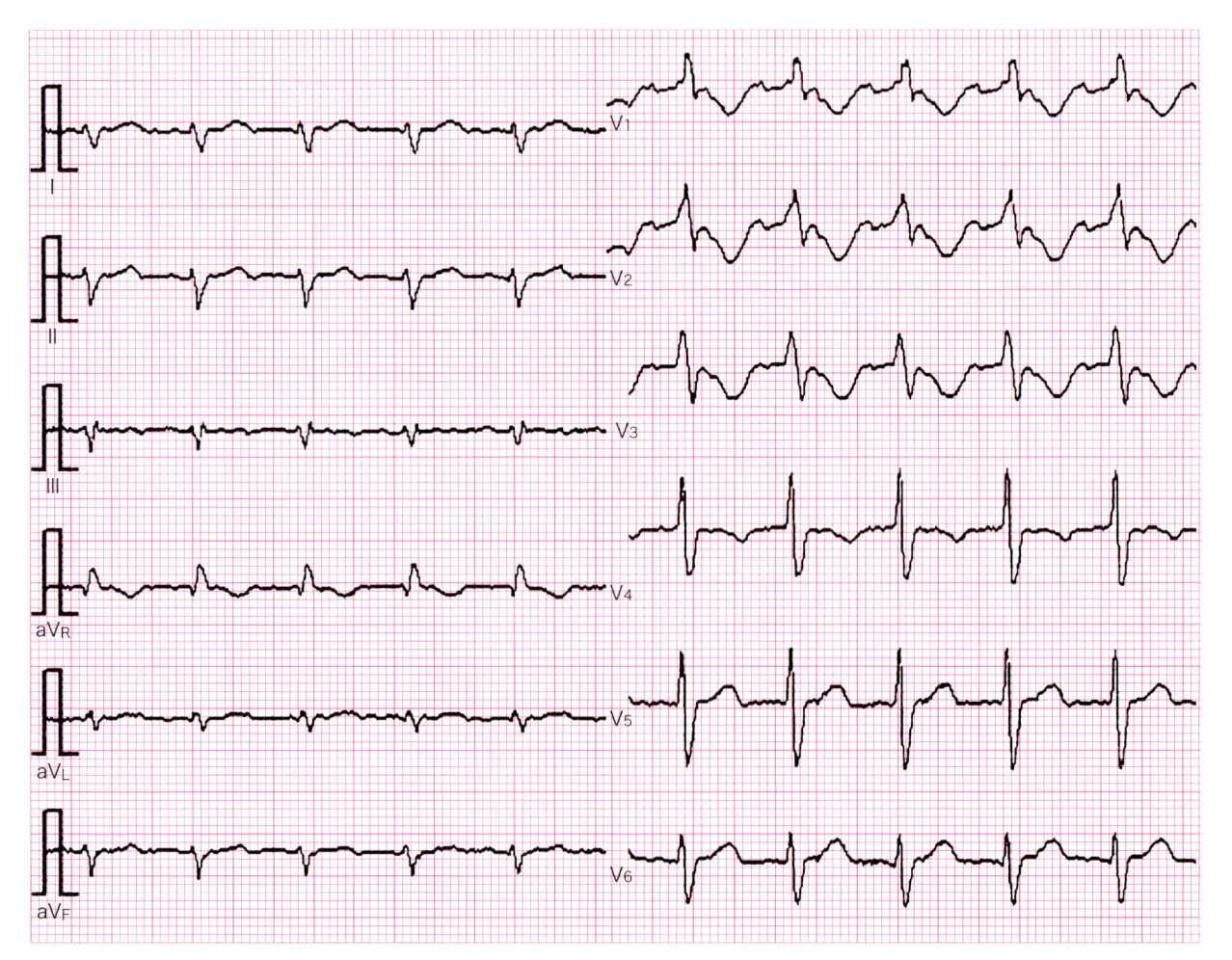

図IV-8　心房中隔欠損症の心電図

7 大動脈疾患　--- 高血圧の影響が大きい ---

　　解離性大動脈瘤や胸部大動脈瘤は高血圧を基礎とすることが多く，心電図上，左室肥大の所見を呈します．
　　腹部大動脈瘤には，特徴的な心電図所見は認めません．

8 末梢動脈疾患　--- 狭心症・心筋梗塞の合併に注目 ---

　　末梢動脈疾患に特有な心電図所見はありませんが，高率に虚血性心疾患を合併するため，狭心症・心筋梗塞を示唆する心電図所見を呈することがあります．

9 運動選手・愛好者

　　日常的に運動を行っている人では，安静時心電図が洞性徐脈，Ⅰ度房室ブロック，Wenckebach型房室ブロック，左室肥大などの変化を示すことがあります．
　　心室のサイズも拡大し，「スポーツ心臓」ともよばれますが，同程度運動を行っていても心肥大や心拡大，房室ブロックを起こさない人もおり，必ずしも健康な反応なのかどうか議論のあるところです．

10 ブルガダ（Brugada）症候群

　　致死性不整脈を起こす危険性のある疾患としてBrugada症候群があります．心電図所見は，右脚ブロックパターンにST上昇を伴うもので，ST上昇パターンによってcoved型とsaddle back型に分けられます（図Ⅳ-9）．ST上昇の形と程度は時間経過に伴って変動するのが特徴です．STが2mm以上上昇しているcoved型が最も典型的とされています．

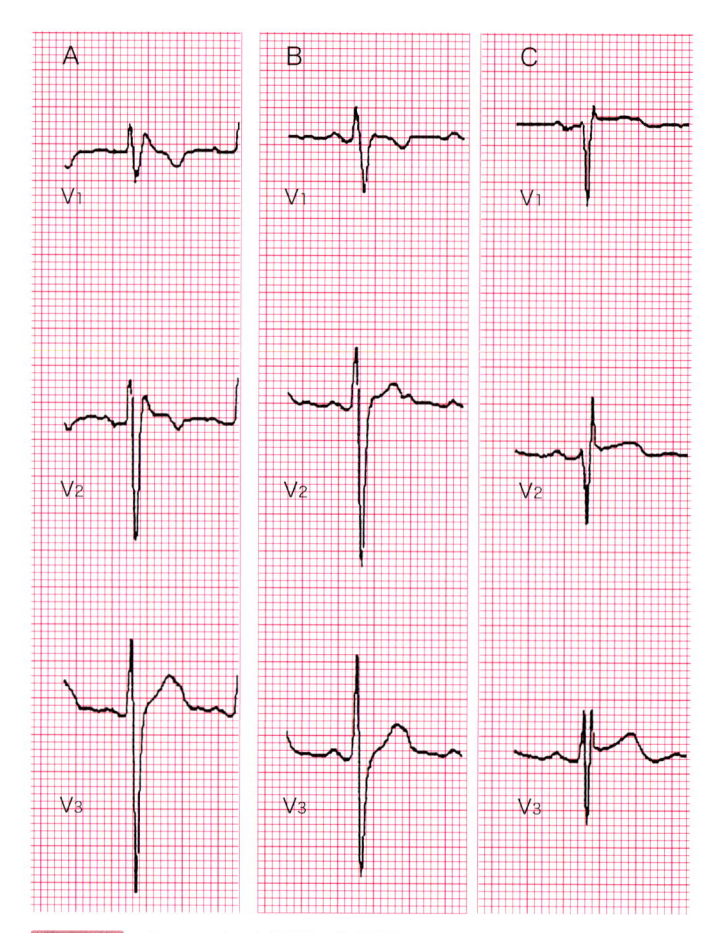

図Ⅳ-9　Brugada症候群の心電図
A，Bはcoved type，Cはsaddle back type．短時間のうちにSTが変化することがある（AとBとは1分間の間隔で記録した心電図である）．

Reference
1) Fosbøl EL, Seibaek M, Brendorp B, et al. and for the Danish Investigations and Arrhythmia ON Dofetilide (DIAMOND) study group. Differential prognostic importance of QRS duration in heart failure and acute myocardial infarction associated with left ventricular dysfunction. Eur J Heart Failure. 2007; 9: 814-9.

V章 運動による心電図変化

1 心電図上の各波形の変化

運動中，P波の高さはⅡ，Ⅲ，aV$_F$誘導で高くなります（図V-1）．また，P波の終末部が低下し，ST低下の原因となることがあります．

PQ時間は短縮し，Ⅰ度房室ブロックやWenckebach型のⅡ度房室ブロックは正常化することがあります．

QRS波形は，運動中，目立った変化はしませんが，Rがやや減高し，S波が深くなることがあります（図V-1）．

ST部は，若年者でもともと上昇している（early repolarization）場合，さらに上昇する場合と正常化することがあります．高血圧や大動脈弁狭窄症によってもともとSTが低下している場合，運動によってさらにSTが低下することがあります（図V-2）．運動強度が強いほど著明です（図V-3）．これは，必ずしも心筋虚血を示している所見ではありませんが，息切れ増悪や頻脈などの狭心症随伴所見がある場合には運動は中止です．

また，中年女性では，運動中のST低下がしばしば認められます．いかにも狭心症であるかのような「有意」な変化を示すのですが，ほとんどの場合，冠動脈は全くきれいです．やはり冠危険因子があまりなく狭心症付随所見も認められなければ問題はありません．

陰性T波は運動中，陽転することがあります（図V-4）．

これらの変化は心筋細胞内の電気的変化を示しており，虚血や圧の変化など何らかの異常を示しているものと思われますが，臨床上は特に問題となるものではありません．

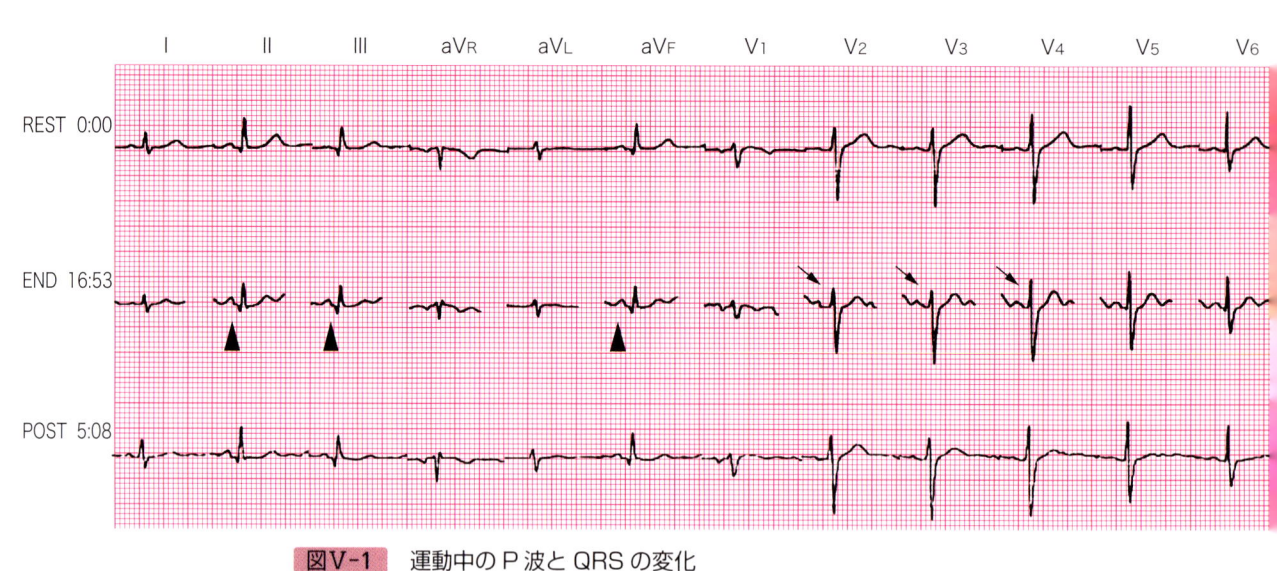

V章 運動による心電図変化

図V-1 運動中のP波とQRSの変化
運動中, P波は増高する（矢頭）. R波は減高しS波は大きくなる（矢印）.

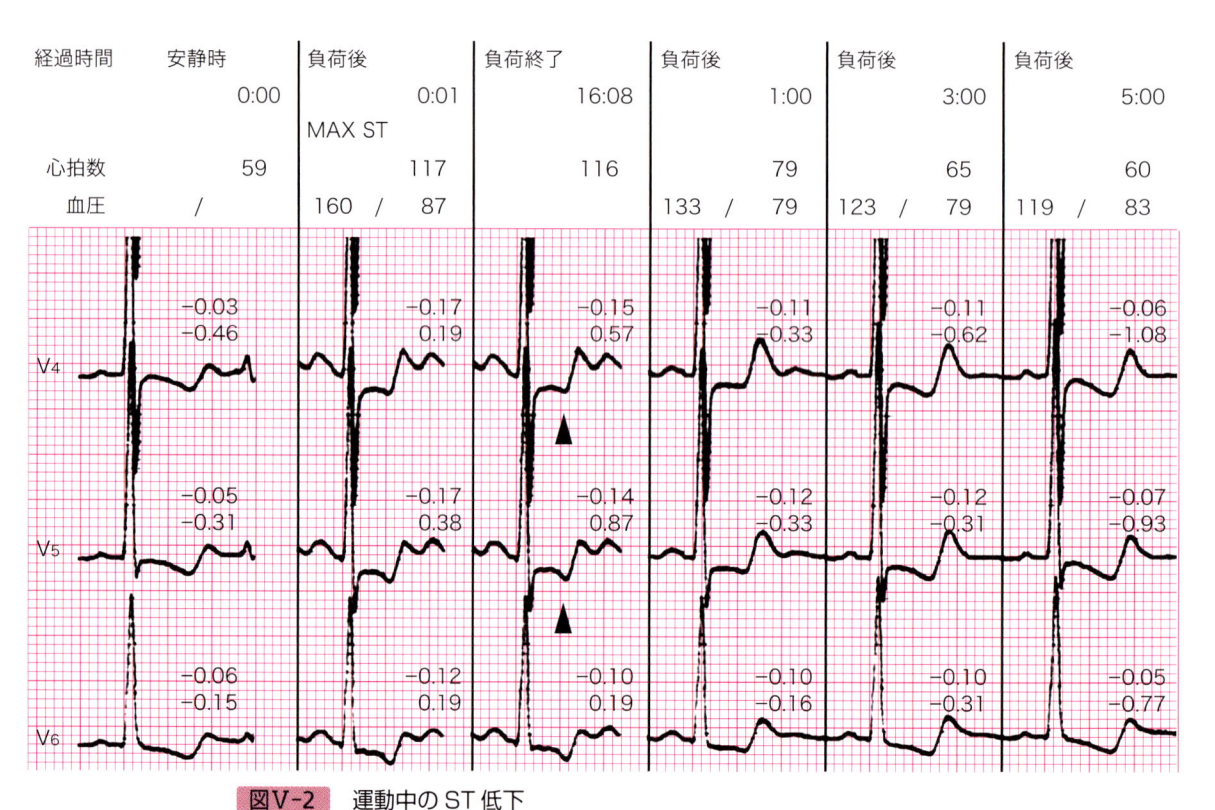

図V-2 運動中のST低下
安静時からSTが低下している場合, 運動によってさらに低下することが多い（矢頭）.

V章 運動による心電図変化

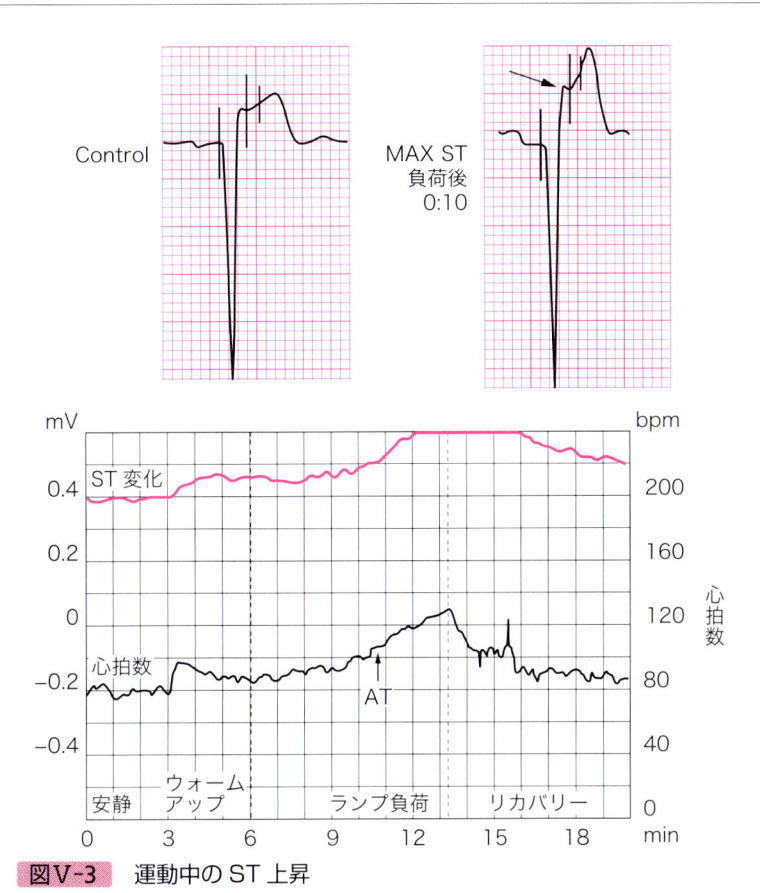

図V-3 運動中のST上昇

心室瘤によってSTが上昇している場合，運動によりSTはさらに上昇する（矢印）．ただし，上昇の程度は運動強度に比例するため，運動療法中はそれほど目立たない．

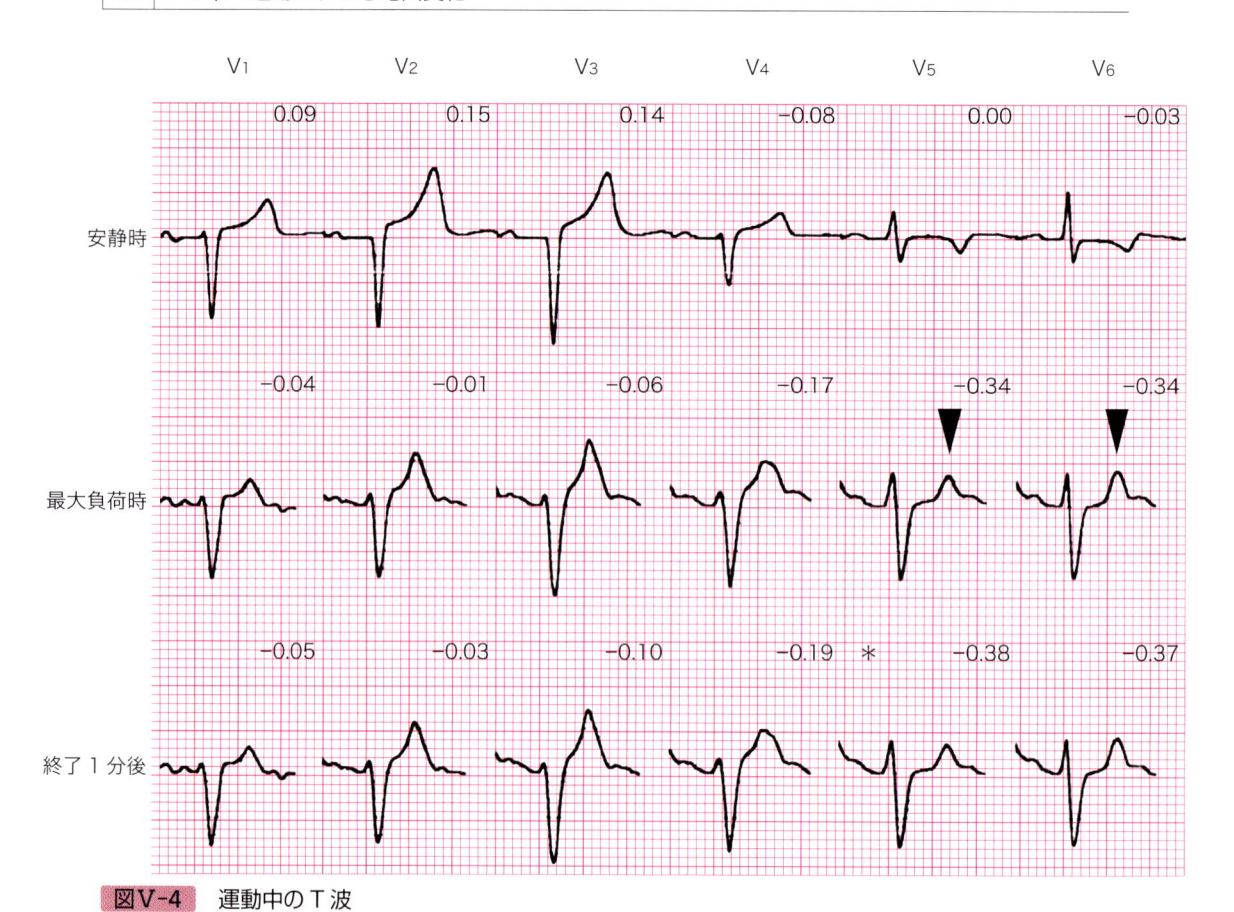

図V-4 運動中のT波
陰性T波は運動中に陽転することが多い（矢頭）.

2 狭心症

　冠動脈狭窄率が75％以上になると，運動中の酸素需要に供給が追いつかなくなって狭心症を発症します．心電図上の変化はST低下（図V-5）です．

　心筋虚血は図II-11に示すような順番で心臓に悪影響を与えるため，ST変化が出現する時には虚血部位の心収縮能と拡張能はすでに低下しています．したがって，狭心症は胸痛だけでなく，心不全の危険もはらんでいるのです．そのため，重症狭心症では「息切れ」も訴えるのです．

　しかし，同じようにSTが低下しても，冠動脈近位部に狭窄がある場合と末梢にある場合とでは心機能障害を受ける範囲が大きく異なります．心機能障害の程度が強い場合，症状でみれば胸痛とともに息切れ感を伴いますし，心電図でみればST低下とともに心拍数増加を伴います（図V-6）．広範囲な心筋虚血のために一回心拍出量（SV）が低下したことを，心拍数増加によって補っているのです．また，第1対角枝を派生する前の左冠動脈前下降枝近位部とともに，回旋枝のhigh lateral branchあるいは鈍角枝（OM）などにも狭窄がある場合には，虚血性僧帽弁逆流が出現する可能性があります．これも，心電図上の変化としてはST低下に伴う過剰な心拍数増加です．急性の僧帽弁逆流で左房性P波が出現することはありません．

　また，重症虚血の場合，心室内伝導様式が完全左脚ブロック（cLBBB）に変化することがあります．

　ST低下に，予想以上の頻脈と完全左脚ブロックが揃ったら重症虚血を疑って運動は中止させて狭心症に対する処置を行ってください．

V章　運動による心電図変化

A

上向傾斜型
upsloping/
junctional
J点より60msec
後方で2mm以上低下

水平型
horizontal

1mm以上低下

下向傾斜型
sagging

1mm以上低下

B

運動療法前

運動療法中

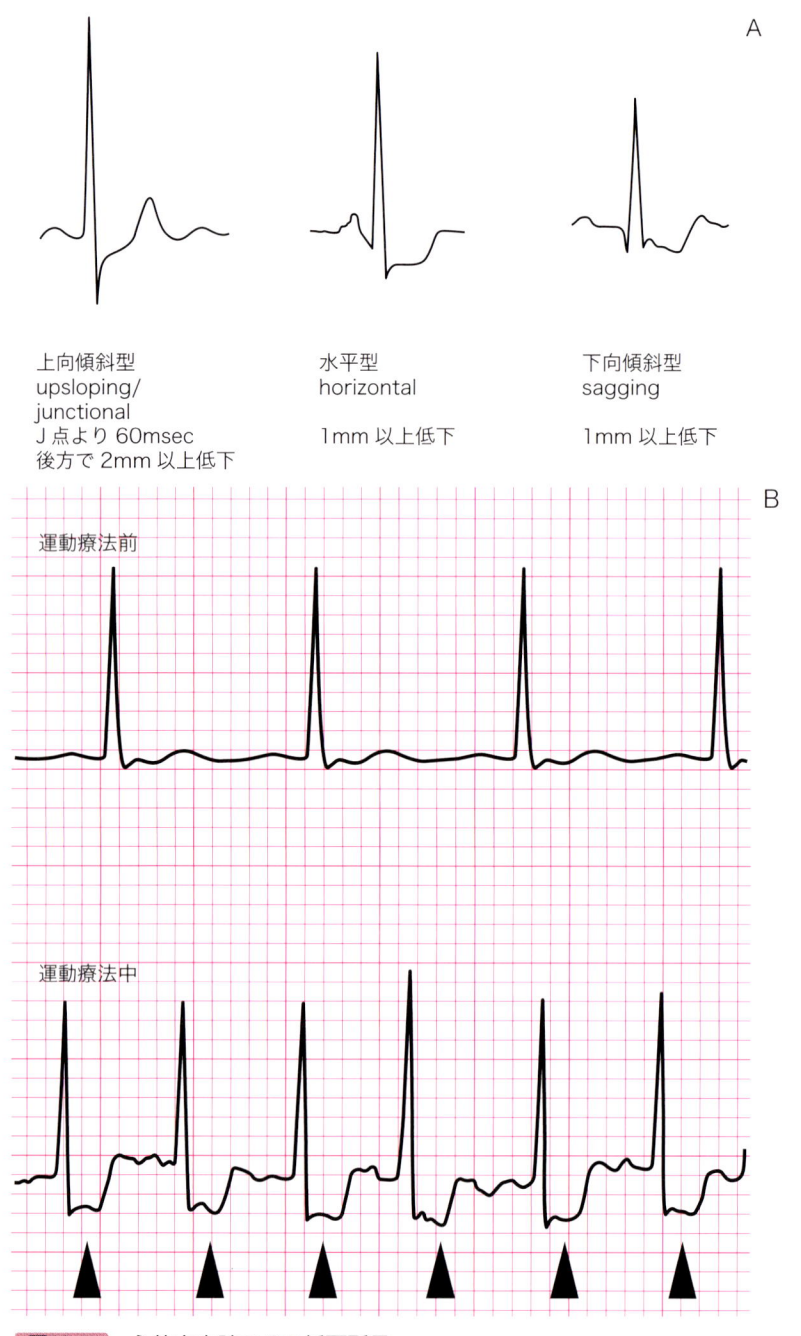

図V-5　心筋虚血時のST低下所見
ST低下のパターンには3種類ある（A）．有意な変化とは，12誘導心電図を記録した場合の定義であるので，運動療法の現場でモニター心電図を観察している場合には，必ずしもこの定義にのっとっていなくても有意なこともある．Bはモニター心電図の一例．

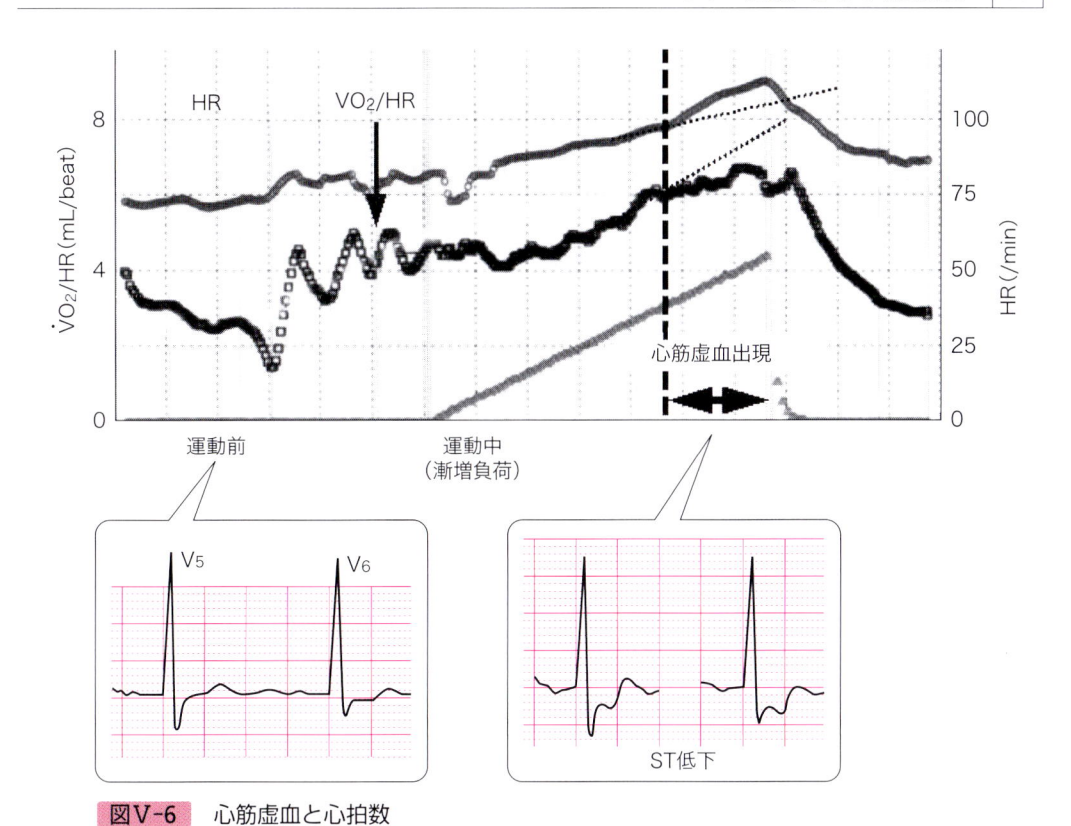

図Ⅴ-6　心筋虚血と心拍数
ランプ負荷中に心筋虚血が生じSTが低下した症例．心ポンプ機能（VO_2/HR）の低下に伴い，心拍応答が急峻になっていることがわかる．

3　心筋梗塞

　　運動療法中に心筋梗塞を起こしてしまった場合，T波の増高とST上昇が認められます（図Ⅲ-34）．普通，心臓リハビリテーションの現場で心筋梗塞を発症すれば，ただならぬ胸の違和感をスタッフに訴えるので，症状と心電図所見と併せて心筋梗塞に気づきますが，なかには我慢をしてしまう患者や，無痛性心筋梗塞のために本人も気づかない患者もいます．

　　そのような場合には，心拍数モニターを行っていれば，同じ運動レベルなのに脈が速くなってきたことと，不整脈が混ざってきたことで気づくことができるかもしれません．モニター心電図も装着していない場合はどうでしょうか．やはり狭心症同様「息切れ」に注目します．そのようなときには，胸痛を訴えなくても心筋梗塞のために心機能が低下して息切れがひどくなってくることがあります．そのサインがあったら，怪しいと思って12誘導心電図をつけてST低下の有無を確認しましょう．

　　心筋梗塞の患者が運動療法を行っている場合，適切な運動レベルであれば，通常は安静時と心電図変化はありません．場合によっては陰性Tが陽転したり，R波が減

高するかもしれません．これは問題のない所見です．

　広範囲心筋梗塞の場合，胸部誘導の ST 上昇が強くなる場合があります．心内圧上昇に伴って ST も上昇しますが，通常これも問題ありません．ただし，左室自由壁があまりにも薄くなっている患者で ST が著明に上昇した場合には，収縮期血圧が 180 mmHg 以上になっているようなら運動を弱めたほうがよいかもしれません．

4　心不全

　心不全患者が運動を行った場合の心電図上の特徴は，心拍応答不良と不整脈の出現です．

　βブロッカーによるレートコントロールが十分ではない心不全の場合，安静時心拍数は速いのですが，運動をしても心拍数の増え方が十分ではありません．運動に対する心拍応答不良を「chronotropic incompetence」といいます．この程度は患者の予後予測指標とされています[1]．

　βブロッカーが十分効果を発揮してくると安静時心拍数は低下します（図V-7A）．しかし，chronotropic incompetence は残ります．運動療法を行い，自律神経活性を安定化させると運動に対する心拍応答が改善されて chronotropic incompetence が軽快します（図V-7B）．

　普通，時速 4.8 km の歩行あるいは 60 ワットの自転車こぎは 3.5 METs[2] の酸素摂取量を要します．通常，60 歳男性の予測最高酸素摂取量は 2000 mL/分位ですので，体重が 60 kg だとするとピークで約 9.5 METs になります．予測最高心拍数は（220－年齢）から 160 回/分であり，安静時心拍数を 60 回/分とすると，3.5 METs における心拍数の安静時からの増加分（X）は

　X =（3.5−1）/（9.5−1）*（160−60）≒ 29.4

　ということになり，心拍数は 60 + 29 = 89 回/分ということになります．ところ

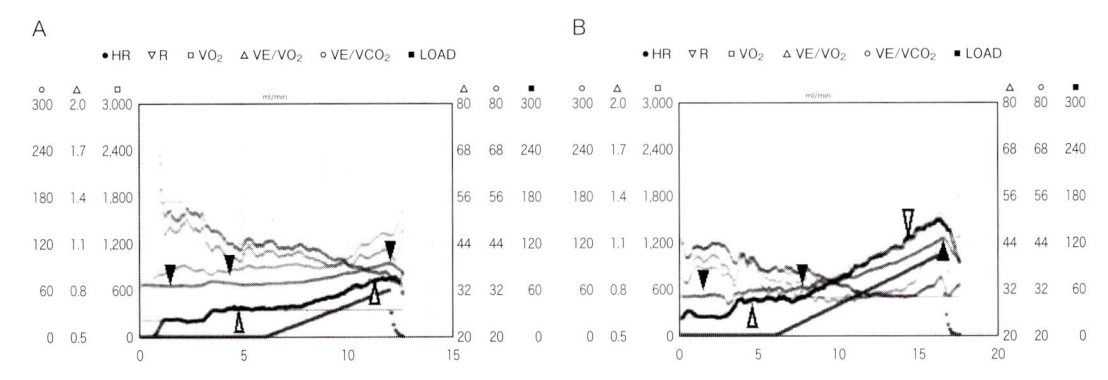

図V-7　心不全患者に対するβブロッカーと心臓リハビリテーションの効果
心不全患者にβブロッカーを使用すると安静時と運動中の心拍数が低下する（A）．心臓リハビリテーションを行うと安静時心拍数は少ないまま，運動中の心拍応答が改善する（B）．
白矢頭：酸素摂取量，黒矢頭：心拍数

が心不全の人は，このようなときに心拍数が80回/分くらいしかないのです．βブロッカーを服用していればさらに心拍応答が低下します．

5 冠動脈バイパス術

術直後～2週間目くらいの間は自律神経活性が安定しないため，心拍応答が不良です．その後，徐々に改善し5カ月目にはほとんど正常化します．

完全血行再建術ができず，末梢や小さな枝に残存狭窄がある場合には運動中にSTが低下することもまれにあります．この場合でも，主要な枝にはバイパスがつないであるので心配する必要はありません．

しかし，運動療法開始数カ月目に，徐々に胸部違和感とともに，今まで明らかではなかったST低下が出現してきた場合には，バイパスのトラブルが考えられます．循環器医に相談しましょう．

6 弁置換術・弁形成術

弁置換術が成功していれば，運動を行っても特に大きな心電図変化は出現しません．ただし，まれに，運動開始時に心拍数が過剰に応答することがあります．これは，大動脈弁置換術において使用した大動脈弁のサイズが小さすぎた場合，あるいは僧帽弁形成術後に残存狭窄が残っていた場合です．さらに，弁置換術は成功したのに，心機能低下が徐々に進行することがあります．この場合には，進行性に心不全に合致した運動中の心電図所見を呈するようになります．

7 大動脈疾患

大動脈疾患は，運動中，特記すべき心電図変化は呈しません．

8 末梢動脈疾患

末梢動脈疾患も，これ自体が運動中の心電図に影響を及ぼすことはありませんが，虚血性心疾患を合併しやすく，そのような場合には運動中にST低下を生じることがあります．

9 不整脈

A. 心房細動

心房細動は，運動開始時に突然脈拍が速くなることがあります（図V-8）．房室結節の伝導性は自律神経が制御しているため，副交感神経活性低下・交感神経活性亢進

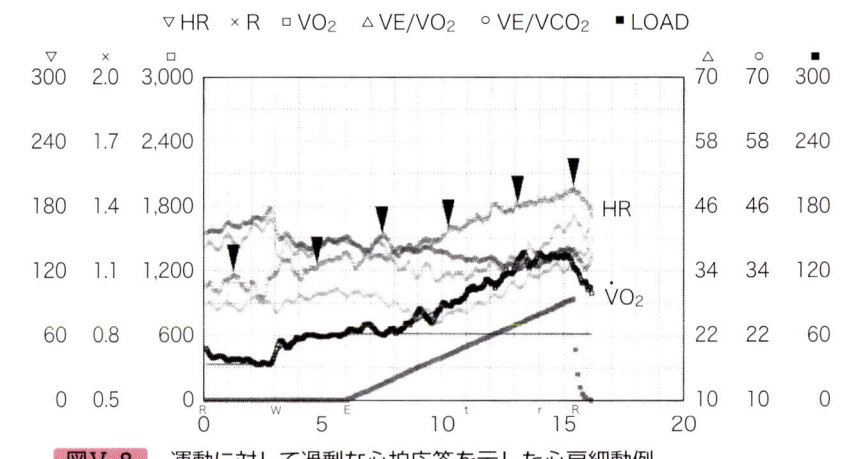

図V-8 運動に対して過剰な心拍応答を示した心房細動例
ランプ負荷中の心拍応答を矢頭で示してある．安静時から心拍数は速いが，ウォームアップ開始とともに100回/分を超えてしまった（黒矢頭）．このような例では，軽い労作における動悸感を訴えやすい．

の状態にあると，心拍応答が異常を呈します．

心房細動の治療方針については議論のあるところで，AFFIRM study[3]やJ-RHYTHM[4]といった検討では，持続的心房細動においてはカテーテルアブレーションによるリズムコントロールは，薬物によるレートコントロールよりも予後を改善させることはないという結果になっています．ですから，心房細動が残っていても心配はいりません．むしろ，心臓リハビリテーションを適切に行えば自律神経活性を制御することは可能で，薬物と異なり副作用がないわけですから，このような異常な心拍応答を示す心房細動患者にこそ，最初は注意しながらも積極的に運動療法を進めていくことが望まれます．

B．心房粗動

心房粗動の場合，運動すると伝導性が突然変化して，3～4：1伝導が1：1や2：1伝導になることがあります．運動によって房室伝導が亢進するためです．

ですから，心房粗動の場合，運動は行ってはいけません．

C．期外収縮

期外収縮は，通常，運動中に減少します．期外収縮は，洞結節からの刺激と刺激の間に他の部位の心筋細胞が活動電位を発するために生ずるのですが，運動によって頻脈になると活動電位を出せる時間が減少するために期外収縮は減少します．

しかし，時に運動中に増加する期外収縮があります．上室性期外収縮の場合には心房細動に移行することがあり，心室性期外収縮の場合には心室頻拍を誘発することがあるので要注意です．このような場合には運動強度を下げるか，中止する必要があり

ます．

D．CRT-D

CRT-D が植え込まれている心不全患者では β ブロッカーが使用され徐脈傾向のため，安静時には心房ペーシングが行われていることがほとんどです．ところが，基礎に洞機能異常症候群を有しているわけではないため，運動中には洞機能が亢進して心房センシングとなることがあります．この場合には ECG から心房ペーシングのスパイクが消えます．

また，運動中に房室結節機能が亢進し，心房からの電位が心室にすみやかに伝道され，心室ペーシングも消失する場合があります．この場合は，両心室ペーシング機能が失われたことになるため心機能が低下します．運動療法中に，安静時とは異なった QRS 波形になった場合には運動は中止です．

E．Brugada 症候群

Brugada 症候群は副交感神経活性が有意だと ST が上昇して不整脈を起こしやすくなるといわれています．ですから，Brugada 症候群の患者にとって副交感神経活性が弱まる運動自体は悪いことではありません．ただし，運動中止後早期に ST が上昇する患者は不整脈イベントが多いことが報告されています[5]．

F．低血糖

運動中，低血糖は比較的認められやすい合併症ですが，低血糖に伴って心電図変化が生じることがあります．

低血糖時はカテコラミン分泌を亢進させますが，高エピネフリン血症は低 K 血症を誘発するため，QT が延長したり[6]，多彩な不整脈を誘発することがあります．

Reference

1) Lauer MS, Okin PM, Larson MG, et al. Impaired heart rate response to graded exercise: prognostic implications of chronotropic incompetence in the Framingham Heart Study. Circulation. 1996; 93:1520-6.
2) Ainsworth BE, Haskell WL, Leon AS, et al. Compendium of physical activities: Classification of energy costs of human physical activities. Med Sci Sports Exerc. 1993; 25: 71-80.
3) The atrial fibrillation follow-up investigation of rhythm management (AFFIRM) Investigators. A comparison of rate control and rhythm control in patients with atrial fibrillation. N Engl J Med. 2002; 347: 1825-33.
4) Ogawa S, Yamashita T, Yamazaki T, et al. Optimal treatment strategy for patients with paroxysmal atrial fibrillation: J-RHYTHM Study. Circ J. 2009; 73: 242-8.
5) Makimoto H, Nakagawa E, Takaki H, et al. Augmented ST-Segment elevation during recovery from exercise predicts cardiac events in patients with Brugada syndrome. J Am Coll Cardiol. 2010; 56: 1585-8.
6) Marques JLB, George E, Peacey SR, et al. Altered ventricular repolarization during hypoglycaemia in patients with diabetes. Diabetic Med. 1997; 14: 648-54.

VI章 対処

1 狭心症

　　運動療法中に狭心症が生じたら，運動療法はただちに中断して12誘導心電図を記録します．安静時には認められなかったST低下が出現していれば，狭心症はほぼ確定的ですので，血圧が安定していればバイアグラを服用していないことを確認したうえで硝酸薬を舌下させます．硝酸薬が奏効すれば，数分以内に胸痛は消失します．それ以上時間がかかる時や，何度も繰り返す時は不安定狭心症や冠動脈症候群（ACS）になっている可能性があるのでただちに循環器医に相談しましょう（表VI-1）．

表VI-1　狭心症発症時の処置

実施事項	備考
①症状の聴取	胸痛の部位・性状 放散の有無 持続時間 息切れの有無
②運動中止	疑わしいときはとりあえず中断
③ベッド上安静	速やかに横になってもらう
④12誘導心電図記録	不整脈が出現することがあるので速やかに記録 ないときにはモニター心電図を記録
⑤血圧測定	冷汗・重篤感が強い場合には心電図よりも先に血圧をチェックする
⑥硝酸薬舌下	バイアグラを服用していないこと，ショック状態ではないことを確認してから投与する
⑦必要に応じてDr. コールあるいは循環器内科受診を勧める	
⑧症状・所見のなくなったことを確認して帰宅させる	

2 心筋梗塞

　　心筋梗塞を生じた場合は，眼を離したわずかなすきに心室細動を起こして死亡することもあるので患者から眼を放してはいけません．

　　ただちに運動療法を中断し，ベッドに寝かせ，他の人に頼んで 12 誘導心電図と AED をもってきてもらって心電図を記録しましょう．ST 上昇が確認されたら，そのまま 12 誘導心電図でモニターしておくか，モニター心電図を装着して，すぐに循環器医に連絡をとります．その間も心室細動にならないかどうか注意しておき，心室細動になったら BLS を開始します（表VI-2）．

表VI-2　心筋梗塞発症時の処置

実施事項	備考
①症状の聴取	胸痛の部位・性状 放散の有無 持続時間 息切れの有無
②運動中止	疑わしいときはとりあえず中断
③ベッド上安静	速やかに横になってもらう
④血圧測定	
⑤12 誘導心電図記録	不整脈が出現することがあるので速やかに記録
⑥Dr. コール	
⑦AED，救急カートの準備	いつでも BLS を開始できるようにしておく

3 心不全

　心臓リハビリテーションの現場で心不全を疑わせる呼吸困難感が突然発症・増悪したら，まず運動を中止して，ベッドに座らせ，血圧と酸素飽和度を測定しながら原因を考えます．

　座位に比べて臥位にすると静脈灌流が増加するため，健常人では一回心拍出量が増加するのですが（図Ⅵ-1）[1]，心不全患者で，肺うっ血が著明な場合，不用意に寝かせると呼吸困難感が増悪するだけでなく，下肢からの静脈灌流が増加して心負荷を増し，心室細動などの重症不整脈を誘発することがあるので寝かせてはいけません．ファウラー位という姿勢にしておいて下さい（図Ⅵ-2）．

　突然，呼吸困難感が増悪する原因として，虚血が出現していないか，血圧が過度に上昇していないか，不整脈が出現していないか，肺塞栓の可能性はないか，また，胸痛や背部痛のほうが多いのですが，大血管の解離がないかなどを考えます．

　急性心不全の場合，その対処法として，現在では血圧に応じて対処するクリニカル

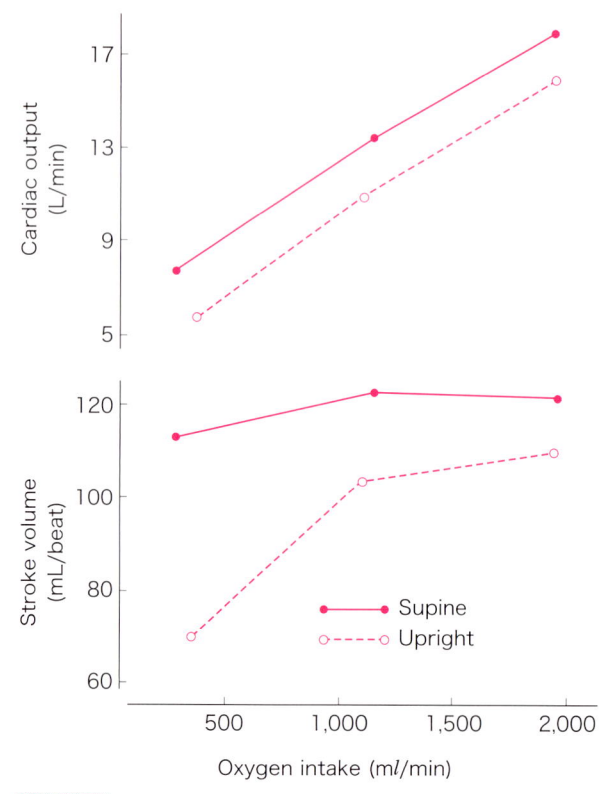

図Ⅵ-1　姿勢の違いによる一回心拍出量の差
座位と比べて臥位では一回心拍出量が増加する．それだけ静脈灌流が増えていることを意味する．

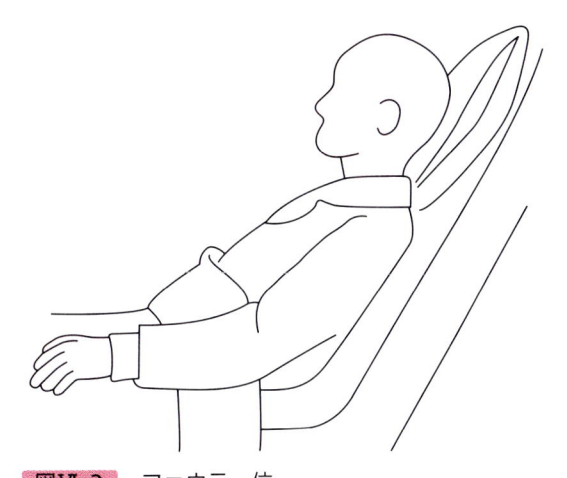

図Ⅵ-2　ファウラー位
上体を起こして，下肢からの静脈灌流を抑制するような姿勢．

シナリオという考え方が中心になりつつあります（図Ⅵ-3）[2]．様々ある心不全への初期対応法を標準化した優れた考え方だと思います．

　まず，血圧が100 mmHg以上ある場合には，シナリオの1か2ということでニトロール（ISDN）スプレー2パフと陽圧呼吸による酸素投与を行います．投与するのはニトログリセリンのスプレーではありません．ISDNのスプレーです．図Ⅵ-4に示すように，ISDNはニトログリセリンと比べて血圧低下作用は少なく，肺血管拡張作用が強いのです[3]．最初，血圧が高くても，急激に低下する可能性のある急性心不全症候群には，血圧低下作用の少ないISDNスプレーを使用してください．また，錠剤の舌下ではなくスプレーです．心不全急性期に患者は落ち着いて口の中に錠剤をとどめておくことはできません．スプレーのほうがよいのです．

　酸素投与は陽圧で行います．陽圧をかけると，肺胞が物理的に拡がるためガス交換のできる面積が格段に広がります（図Ⅵ-5）．ですから，ただの酸素投与よりもはるかに速やかに酸素化が改善します．陽圧のなかでも，特にASVがお薦めです．オートセットCSという機械は患者の呼吸に合わせて圧を調節してくれるため，かなり早期に呼吸を楽にしてくれます．心拍出量も数分以内で改善してくれます（図Ⅵ-6）．

　いずれにしても，急性心不全症候群が発症した時に最も重要なことは左室拡張末期圧を下げることと酸素化を維持することです．図Ⅵ-7に示すような心不全カスケードを考えると，発症から数分以内に硝酸薬と陽圧呼吸を使いこなしてこの2つの増悪を抑制すれば死亡率はかなり改善させられると思われます．この2つの操作は心臓リハビリテーションの現場でも実施可能なことです．心臓リハビリテーションの現場に陽圧呼吸装置がなければ酸素投与でも仕方ありません．当院のデータでは，急患室にオートセットCSを常駐させたところ，気管内挿管の必要性が大幅に減少しています（図Ⅵ-8）[4]．ですから，可能な限り早期に使用するとよいようです．

いずれにしても，ISDNスプレーと酸素あるいは陽圧呼吸を，循環器の医師をコールして到着するまでの間にいつでもできるように準備しておくことは重要なことだと思われます．

急性心不全症候群の患者を収縮期血圧で分類

CS1: 140mmHg以上（afterload mismatchによる起座呼吸）
　　　急激な呼吸困難，肺水腫主体
　　　　　←NIV＋nitrates＋血管拡張薬
CS2: 100〜140mmHg（volume overload，全身浮腫）
　　　比較的徐々に発症，末梢浮腫主体
　　　　　←NIV＋nitrates＋利尿薬
CS3: 100mmHg未満（low outputによる全身倦怠感）
　　　低潅流所見主体，低心機能
　　　　　←NIV＋（nitrates）＋強心薬＋fluid challenge
CS4: 急性冠症候群
CS5: 右心不全

図Ⅵ-3 クリニカルシナリオによる治療方針

体血圧低下作用
　ISDN ＜ NTG

肺動脈楔入圧低下作用
　ISDN ＞ NTG

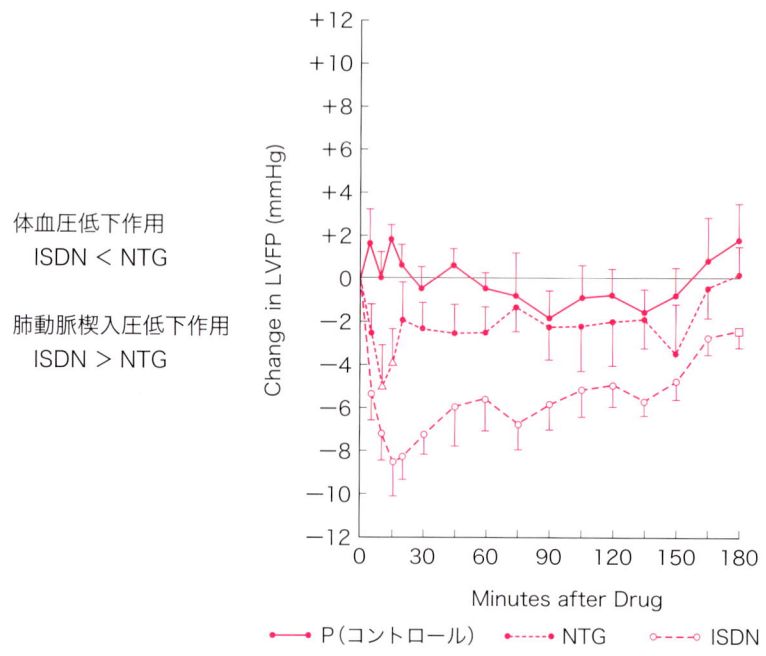

図Ⅵ-4 ISDNとニトログリセリンとの肺動脈圧・体血圧に及ぼす効果の差

ISDNはニトログリセリンに比べて体血圧を保持したまま肺血圧を低下させる効果が強い．

VI章 対処 107

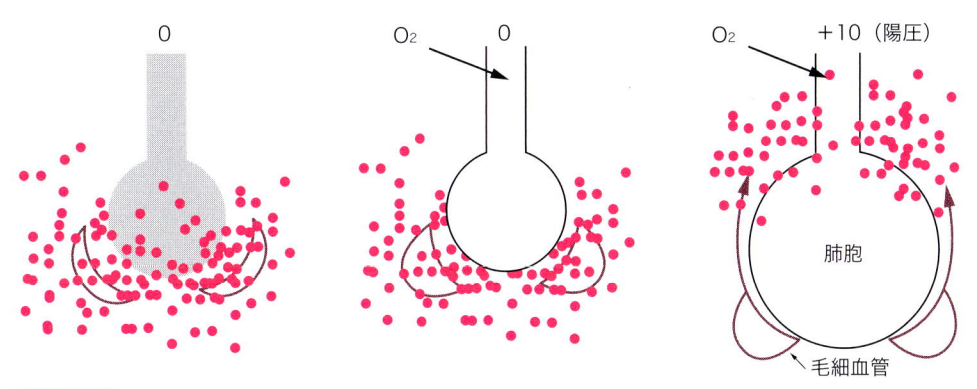

図VI-5 陽圧呼吸が酸素化を改善させる機序

酸素投与のみでも酸素分圧の違いと肺血管拡張作用によって肺動脈への酸素移動は促進されるが，陽圧をかけると，肺胞と毛細管との間の距離が近づき，また閉鎖されていた肺胞も拡張するため，さらにガス交換の効率が高まる．

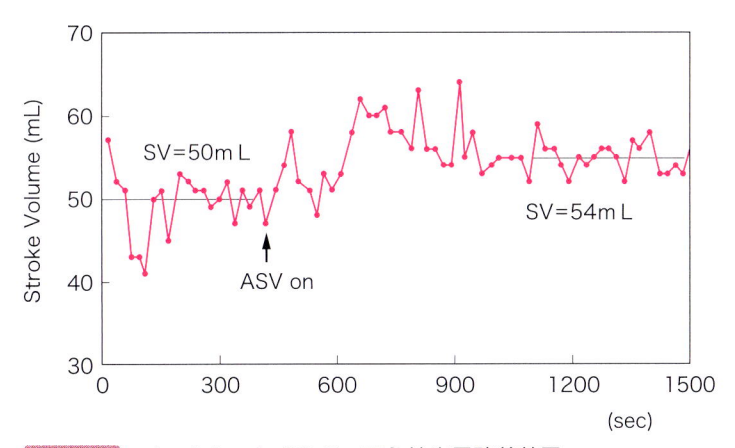

図VI-6 オートセットCSの一回心拍出量改善効果

心不全患者にオートセットCSを装着すると，数分以内に10％心拍出量が増加する．

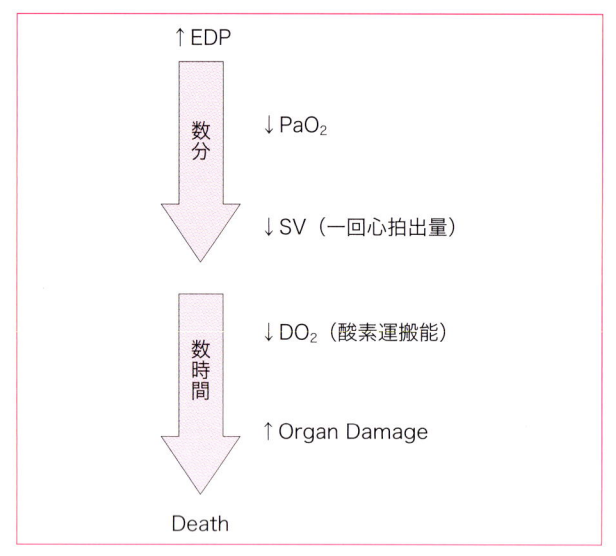

図Ⅵ-7 心不全カスケード
心不全では速やかに酸素化と心拍出量を改善しないと数時間以内に死に至る．

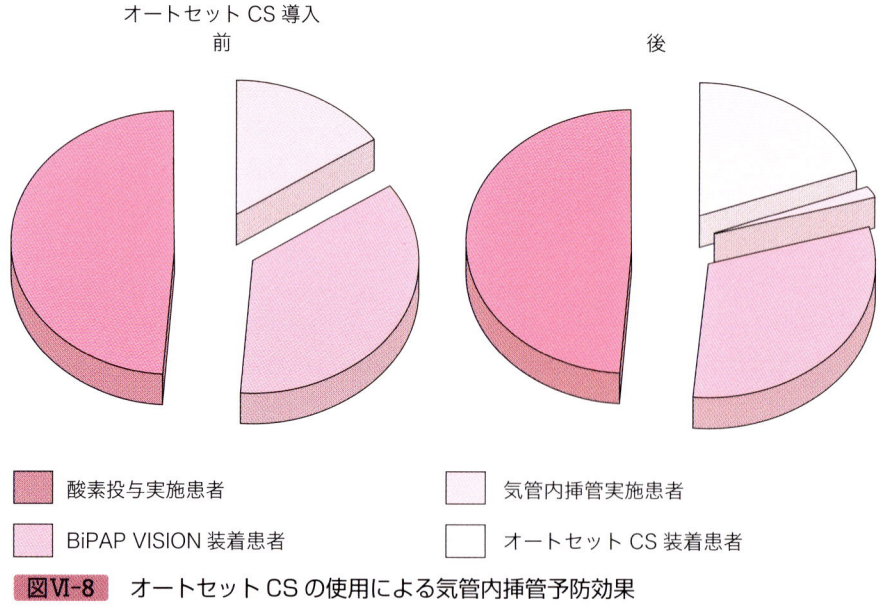

図Ⅵ-8 オートセットCSの使用による気管内挿管予防効果
急患室でオートセットCSを装着することにより，気管内挿管を劇的に減少させることができた．

4 不整脈

A. 心房細動

発作性心房細動は，発症48時間以内であれば，薬物あるいは電気ショックにより洞調律に戻しても脳塞栓の可能性は高くないといわれています．ですから，心臓リハビリテーションの現場で心房細動が出現した場合には，ワーファリンを普段から飲んでいなくても除細動することは可能です．

ただ，これは心臓リハビリテーションスタッフが行うことではありません．循環器内科をすぐに受診するように患者に指導してください．

B. 心房粗動

心房粗動は専門的な対処が必要です．循環器内科受診を薦めてください．

C. 期外収縮・心室頻拍

期外収縮は対処する必要はありません．ただし，次第に出現頻度が増加してきた場合には運動は中断してください．

心室頻拍が出現したらただちに運動を中止させ，患者に寄り添いながら横にしてください．心室頻拍は血圧に何の影響も及ぼさない人もいますが，とたんに血圧が低下する人もいます．後者の場合，発症後約10秒で倒れますので，倒れて頭を打たないように患者に寄り添っている必要があるのです．モニター心電図を装着して救急カートとAEDを傍らにもって行って，循環器医を呼んでください．

患者が意識を失ったらBLSを開始します．Eの「心停止」の項を参考にしてください．

D. 頻脈

洞性頻脈以外の頻脈は，専門的な鑑別と治療を要します．心臓リハビリスタッフが手を出せるものではないので循環器医に連絡をとりましょう．

E. 心停止

心室細動(Vf)，無脈性電気活動(PEA)，無脈性心室頻拍(pulseless VT)，心室静止を心停止とよびます．

心停止は必ずしも運動中に起こるとは限りません．運動開始前でも終了後でも起こります．いずれにしても現場で患者が突然意識を失ったら，速やかにBLSを開始します（図Ⅵ-9）．

意識を確認しながら，スタッフを集めます．集まったら，AEDをもってきてもらうスタッフ，周囲の人を患者から遠ざけるスタッフ，胸骨圧迫に備えるスタッフと第一発見者が振り分けます．

そして，2010年からは頸動脈拍動をここで触知します．触知しないで意識もなけ

```
☆  患者が意識消失→認識：  反応がないことを確認
                        正常な呼吸をしていないことを確認
                        脈拍触知不能
                        人を集める，AED要請

C  胸骨圧迫30回（胸骨圧迫は100回以上/分，5cm以上）

A  気道の確保（頭部後屈あご先挙上法）

B  呼吸2回（「見て」「聞いて」「感じる」呼吸の確認は不要）
    ☆胸骨圧迫と呼吸の割合は30：2
     呼吸は行わなくてもよい（ハンズオンリーCPR）
     以後，CとBをAEDが到着するまで繰り返す．

D  AEDが来次第，AEDを使用する．
    ショック1回の後，リズムチェックはせずにCPR5サイクル再開
```

図Ⅵ-9　BLS の手順
2010年から ABC ではなく CAB の順番が推奨され，胸骨圧迫のみ（ハンズオンリー CPR）でもよいことになった．

れば胸骨圧迫開始です．呼吸の確認も吹き込みも飛ばして速やかに胸骨圧迫を開始します．1分間に100回以上，胸骨が5 cm 以上沈む強さで速く強く圧迫します．30回圧迫したら，ここで気道を確保します．下顎挙上法が薦められています．そして可能ならば2回息を吹き込んでください．そして再び AED が到着するまで胸骨圧迫を行います．AED が到着して AED を打って，除細動に成功しても胸骨圧迫を再開してください．心電図上，心拍が再開しても，実際には心臓は動き出していないことが多いからです．

Reference

1) Ergometer test. 藤田良範，長山雅俊．循環器負荷試験法　改訂第3版．水野康，福田市蔵，編．東京：診断と治療社；1997. p.407.
2) Swedberg K, Gheorghiade M. Clinical scenarios and pathophysiologic targets for therapy. Heart Fail Rev. 2007; 12: 97-104.
3) Mikulic E, Franciosa JA, Cohn JN. Comparative hemodynamic effects of chewable isosorbide dinitrate and nitroglycerin in patients with congestive heart failure. Circulation. 1975; 52: 477-82.
4) Taguchi T, Adachi H, Oshima S, et al. the 75th Annual Scientific Meeting of the Japanese CirculationSociety. 2011: p.180.

終わりに

　心疾患患者にとって運動療法は諸刃の剣といえます．運動は，時としてカテーテル治療以上に狭心症患者の予後を改善し，βブロッカー以上に心不全患者の予後を改善します．しかし，同時に心疾患を増悪させる可能性も秘めています．

　運動をうまく使いこなし，害を最小限に食い止めて益を最大限に享受させる，それを実現させることのできるのが熟練した心臓リハビリテーションスタッフであります．

　運動中に心事故を起こさせないためには，運動中の体の変化を，予期・予測できることが必要です．また，運動療法の効果を最大限に発現させるためにも，運動中の体の変化を予測できなければいけません．

　本書を読んで，少しでも心疾患患者が運動中にどのように体が変化し，それが心電図にどのように反映されるのか，また，運動療法の効果として，どのような心電図変化が出現するべきなのかを理解していただけたでしょうか．この本が，心臓リハビリテーションの安全で効果的な発展に結びつくことを祈っています．

索　引

あ行

浅く速い呼吸	39
異常Q波	45
右室梗塞	8
運動選手	89
オートセットCS	105,107,108

か行

カテゴリーA	5
カテゴリーB	5
カテゴリーC	5
カテゴリーN	5,7
カテゴリーS	5,6
カテゴリーX	1
開心術	16
解離性大動脈瘤	19,89
拡張型心筋症	84
拡張時間	25
拡張障害	31
拡張能	36
冠動脈	9
冠動脈バイパス術	16,87,99
冠攣縮性狭心症	66
期外収縮	100,109
脚ブロック	51
急性心筋梗塞	65
虚血カスケード	31
虚血性心筋症	84
虚血性僧帽弁逆流	95
狭心症	1,76,95,102
胸骨圧迫	110
胸骨切開	16
胸部大動脈瘤	20,89
クリニカルシナリオ	106
血圧応答	35
血管内皮細胞	9
高カリウム血症	54
高カルシウム血症	54
高血圧性心筋症	84
高血圧性心臓病	67
骨格筋	9

さ行

左室拡大	55
左室拡張末期圧	34
左室肥大	55
三尖弁逆流	14
酸素解離曲線	29
ジギタリス効果	68
自律神経	9
受攻期	84
収縮能	38
徐脈性心房細動	60
上室性期外収縮	48,73
上室性頻拍症	59,60
心筋虚血	37
心筋梗塞	8,79,84,97,103
心室細動	54,109
心室性期外収縮	52,83
心室静止	109
心室中隔穿孔	8
心室内伝導障害	82
心室頻拍	53,83,109
心室瘤	64,93
心尖部肥大型心筋症	85,86
心停止	109
心破裂	8
心拍応答	25,26,98
心拍数	44
心不全	9,82,98,104
カスケード	108
ステージ分類	13
心房梗塞	48
心房細動	10,57,73,99,109
心房粗動	59,74,100,109
心房中隔欠損症	87,88
心膜炎	8,67
腎機能障害	12,82
早期興奮症候群	50
僧帽性P	46
僧帽弁狭窄症	85
僧帽弁閉鎖不全症	85

た行

大動脈疾患	99
大動脈弁狭窄症	84
大動脈弁閉鎖不全症	84
中年女性	91
低カリウム血症	54
低カルシウム血症	54
低血糖	101
洞機能不全症候群	58
洞性徐脈	60,72
洞性頻脈	58,72
洞性不整脈	73

な行

乳頭筋機能不全	8

は行

肺性P	47
肺動脈楔入圧	33
肥大型心筋症	63
貧血	12
頻脈性心房細動	58
頻脈性不整脈	61
ファウラー位	105
不適切作動	14
腹部大動脈瘤	21,89
ペースメーカ	69
閉塞性動脈硬化症	22
変行伝導	52
弁形成術	18,99
弁置換術	18,87,99
ボア効果	29
房室ブロック	8,49
房室連関	11

ま・や・ら行

末梢動脈疾患	22,89,99
無脈性心室頻拍	109
無脈性電気活動	74,109
予測最高心拍数	26
レートレスポンス	16,30

欧文

AAI ペーシング	70
abnormal Q	45
AFib	10,57,73,99,109
AFib bradycardia	60
AFib tachycardia	58
AFL	59,74,100,109
APH	85,86
ASD	88
AT	60
AVNRT	59
AVRT	59
AV ブロック	49
β ブロッカー	98
Bethesda 会議	40
BLS	109,110
Bohr effect	29
Brugada 症候群	89,90,101
chronotropic incompetence	27
Cori サイクル	29
COURAGE trial	4
CRT-D	12,71,101
$\Delta HR/\Delta \dot{V}O_2$	27
DDD ペーシング	71
Dressler's syndrome	8
early repolarization	91
Fontaine 分類	22,23
Hambrecht	1
ICD	12
ISDN スプレー	105
JSAP study	4
LV dP/dt	31
LVEDP	34
MADIT-CRT	12
PAC	48,73
PAWP	33
PQ 時間	45,49,74
PVC	52,83
P 波	45,46,74,92
QRS	92
QRS 時間	45
QRS 波	51
QRS 幅	45,83
QT 延長	56
QT 時間	45,56
QT 時間延長	75
RR 間隔	57
sinus bradycardia	60
sinus tachycardia	58
SSS	58
ST 異常	75
ST 低下	92
SVT	59
SYNTAX study	1,2
TV-RR 関係	39
T 波	75,94
UKPDS	2
UKPDS risk engine	3
Vf	54,109
VSD	88
VT	53,83,109
VT ゾーン	14
VVI ペーシング	70
Weber-Janicki 分類	33
wide QRS	75
WPW 症候群	50

心臓リハビリテーションスタッフのための
心電図ハンドブック
ⓒ

発　行	2011年7月20日　　初版1刷
著　者	安　達　　仁
発行者	株式会社　中外医学社
	代表取締役　青　木　　滋
	〒162-0805　東京都新宿区矢来町62
	電　話　　　(03) 3268-2701(代)
	振替口座　　00190-1-98814番

印刷・製本/有限会社祐光　　　　　　　　＜TO・SH＞
ISBN978-4-498-03776-2　　　　　　　　Printed in Japan
JCOPY　＜(社)出版者著作権管理機構　委託出版物＞

本書の無断複写は著作権法上での例外を除き禁じられています．複写される場合は，そのつど事前に，(社)出版者著作権管理機構（電話 03-3513-6969，FAX 03-3513-6979, e-mail: info@jcopy.or.jp）の許諾を得てください．